急诊科医生

一五一十说猝死

著　者　朱海燕

顾　问　郭渝成
　　　　李玉玲

著者助理　昌上清
　　　　　陈东亚
　　　　　韩国鑫

人民卫生出版社
·北京·

图书在版编目（CIP）数据

急诊科医生：一五一十说猝死 / 朱海燕著 . -- 北京：人民卫生出版社，2021.1（2023.2重印）

ISBN 978-7-117-30563-1

Ⅰ. ①急… Ⅱ. ①朱… Ⅲ. ①猝死 - 防治 - 普及读物 Ⅳ. ①R541 - 49

中国版本图书馆 CIP 数据核字（2020）第 186139 号

人卫智网	www.ipmph.com	医学教育、学术、考试、健康，购书智慧智能综合服务平台
人卫官网	www.pmph.com	人卫官方资讯发布平台

急诊科医生：一五一十说猝死
Jizhenke Yisheng：Yiwuyishi Shuo Cusi

著　　者：朱海燕
出版发行：人民卫生出版社（中继线 010-59780011）
地　　址：北京市朝阳区潘家园南里 19 号
邮　　编：100021
E - mail：pmph @ pmph.com
购书热线：010-59787592　010-59787584　010-65264830
印　　刷：北京顶佳世纪印刷有限公司
经　　销：新华书店
开　　本：889 × 1194　1/32　印张：5.5
字　　数：105 千字
版　　次：2021 年 1 月第 1 版
印　　次：2023 年 2 月第 2 次印刷
标准书号：ISBN 978-7-117-30563-1
定　　价：48.00 元
打击盗版举报电话：010-59787491　E-mail：WQ @ pmph.com
质量问题联系电话：010-59787234　E-mail：zhiliang @ pmph.com

序一

《急诊科医生：一五一十说猝死》是一本讲述生命自救、互救的书，是一本对生命充满敬畏的书，也是一本健康管理的必读之书。猝死（Sudden death，SD）是直接威胁生命的急症，此类病例约有 70% 为心源性猝死。近年来，猝死人群数量在我国呈明显上升趋势，医护人员、企业高管、娱乐明星等猝死的新闻不断出现。

"治病于未病"，我们维护健康的核心就是防患于未然，而不是只做亡羊补牢的事，这需要我们打造一个与现有医疗体系相辅相成的健康管理体系。习近平总书记说过："没有全民健康，就没有全面小康。""珍爱生命"应该作为一种健康管理的自觉意识根植于每个人心中。提升全民的健康素养也应该作为我们的基本素质教育来培养和塑造，这些都离不开健康文化的传播和健康行为的引导。正如书中所提倡的健康理念和习惯非常值得我们重视。

普及医学知识，传播健康理念，引导健康行为是《急诊科医生：

一五一十说猝死》这本书的主旋律，也是我们中国健康管理协会工作的重中之重。我很迫切地向大家推荐这本书，希望能有更多类似的医学科普书出版，真正把以预防为主的理念、科学的健康知识、健康的生活方式传达给民众，在社会构建一种现代健康文化，用健康文化来引导健康行为，使"人人关注健康，人人享有健康"成为社会主流价值观念。我们应以"实施全民健康管理，建设健康中国"为目标，走出一条与医疗模式相对应的健康之路，从而不断提高我国人民的健康寿命，推动构建个人健康管理、家庭健康管理、社区健康管理、城市健康管理等环环相扣的健康管理体系，为打造健康中国这一宏图伟业做出应有的贡献！

中国健康管理协会会长　郭渝成

2020 年 1 月 15 日

序二

人生大事，莫过于生死二字。谈起死亡，大家总觉得很沉重，很是避讳。孔子说，"未知生，焉知死"，我却觉得这句话也可以这样说，"未知死，焉知生"。如果我们对死亡、对生命有更深的理解，我想我们会更加珍惜当下，也许我们会让今天的每一分、每一秒都有它应有的价值和意义。朱海燕教授用自己从医生涯的亲身经历讲述了对死亡的理解，并把"治病于未病""救人于病先"的理念渗透到我们一日的柴米油盐和起止作息之中。书里的每节既是一个个生动朴实、发人深省的小故事，同时又是故事的主人公告别这个世界的方式，值得我们去静静地感受。

诺贝尔文学奖获得者、著名作家莫言说："我是一个讲故事的人"。我想，作为医生，更要做一个善讲故事的人。一方面，这要求医生能和病人很好地沟通病情，交流感情，表示同情和体恤、理解和尊重，另一方面，更要求他们能用通俗易懂、打动人心的故事语言，讲述那些深奥、晦涩难懂的医学知识，为普通大众揭开医学神秘的面纱，解读我们的身体密码，帮助大家直面疾病，更好地认识自己，并引导大家践行"防病于未病"的健康理念和日常习惯。这是医学的科普过程，也是医学进步的推动力，更是医学存在的终极意义。

所以，医生要好好讲故事，要讲好故事。为了科普，为了病人，更为了更好地建设健康中国。《"健康中国 2030"规划纲要》明确指出："健康是促进人的全面发展的必然要求，是经济社会发展的基础条件，是民族昌盛和国家富强的重要标志，也是广大人民群众的共同追求。"实现百年复兴梦，健康的体魄肯定是必要条件，没有健康，就谈不上人民幸福，就不能更好地实现中国梦。这本书完全可以作为大家的健康必备书，书中隐去了触目惊心的抢救画面，但却再现了无数个生死瞬间，讲解了二十余种防猝死的知识和急救常识。大家可以把这本书当做一本"故事汇"，也可以当做一个家庭小助手。所以，我很乐意把这本书推荐给所有人，希望大家能有所思，有所获，有所行。这样，我们离健康中国也许就不远了。

全国政协委员　李玉玲

2019 年 12 月 15 日

前言

　　治病救人是医生的天职，医生的工作与每一位患者的生命质量和家庭的幸福息息相关，广大医疗战线的千千万万工作人员，践行职业精神，为了守护生命、守护健康而努力。

　　白岩松说过，医生的价值有五种，即生命价值、抚慰社会价值、情绪价值、信心价值，还有一个是科普价值。在工作中，我们发现很多急危重症患者如果在早期察觉身体异常，就可能不会发展至无法挽回的后果，会有更多生机。为了使更多的民众了解猝死，学会预防心跳呼吸骤停，避免猝死的悲惨后果，我和同伴们收录了大量的医学案例，有心血管等慢性疾病的急性发作，有生活意外等突发情况，还有日常生活的健康陷阱，有20余种形形色色的导致猝死的案例。这些案例都是大家临床工作中亲历或亲闻。通过这些案例，我们介绍了20多种容易导致猝死或心跳呼吸骤停的疾病，以及相关的急救和预防小贴士，把每种可能导致猝死疾病的前兆症状、预防措施、临床表现、治疗方法给大家做了比较详尽的介绍，这些都是多年工作经验的汇聚。希望本书能给读者带来一些启发或思考，期望大家多关注急救知识，把急救技能作为必备技能，提高我们的健康水平和生活质量，挽救生命，远离猝死。

本书的编写得到了人民卫生出版社的支持和编辑老师的帮助，得到了中国人民解放军总医院沈洪教授、黎檀实教授、宋青教授等急诊前辈的指导和鼓励，中国人民解放军总医院海南医院王慧、王猛、王涛、王子健、王佳莹、毛潮海、尹健源、邢沁蕊、刘杰、牟海洋、苏恩胜、李小平、陈昭光、陈关舟、周璇、周梦雨、庞承莲、钟宇姑、梁彦超、焦介、褚志祥、蔡汝佳(按姓氏笔画排序)协助进行了病例采集、稿件校对的工作，解放军总医院黄爱梅对本书的普及推广给予了大力的帮助。对那些未提及的临床老师们、学生们，在此，一并表示最衷心的感谢！

《周易·既济》里有"君子以思患而豫防之"，《乐府诗集·君子行》里有"君子防未然"，《礼记·中庸》中写道"凡事豫则立，不豫则废"。每个人的健康就是一座大厦，不断地添砖加瓦将使大厦日趋牢固；日日风雨剥蚀，大厦终将倾倒。愿每个人都能爱护好自己的身体，保护好我们赖以生存的生命大厦。

本书疏漏之处在所难免，真诚恳请读者给予批评指正，待本书再版时进一步完善。

中国人民解放军全军急救医学专业委员会危重症组副组长

中国女医师协会急诊医学专业委员会主任委员

朱海燕

2020 年 5 月 1 日

目录

第一节

谈死色变

——中国人眼中的生与死

　　我从事危重病急救工作 20 载,经历了一次次鲜活生命的由生向死的痛苦,也见证了一次次生命向死而生的喜悦,深刻体会到生命之变化无常,健康是人生宝贵的财富。

　　从传统文化来看,人们向来讳言死亡。古人对于死亡的恐惧,从一些成语可见一斑,例如:一命呜呼、与世长辞、骨化形销、神灭形消、吹灯拔蜡、奄奄一息、珠沉玉碎,而与之对应的长生不老,则是人们的一种美好愿望。人们对长生不老的追求自古有之。一代枭雄曹操在感受到生命流逝、韶华不再时,曾作诗感慨"对酒当歌,人生几何? 譬如朝露,去日苦多"。在古代,频发的战争、灾难和疾病，会让一个人的生命轻若晨露，一遇日照就化为乌有。即使时代发展到今天，一些不虞之灾仍然会猝然降临，使人生变得无常和难测。

2014年3月的一个早上，一位手捂胸口、大叫胸痛的年轻男性患者出现在急诊室。还未等医护人员询问，该男子便轰然倒地。医护人员紧急救治，通过检测发现该患者两上臂的血压差距超过30mmHg，并伴有口鼻出血，接诊医生高度怀疑主动脉夹层。经过一系列抢救，患者终于苏醒并将他的病情娓娓道来。原来该男子今年28岁，是一名地方公务员，去年通过自己不懈努力晋升为一名科级干部。加班加点是工作常态，饮食也不规律，烟酒应酬就更频繁了。生活中，他是一个宅男，不爱运动，常自觉年轻而忽视身体的不适，即便是单位组织的体检也懒得参加。在患者病情稍稳定之后，我们进行了床旁超声和主动脉血管造影检查，最后证实是主动脉夹层，通俗意义上说，就是主动脉的内壁撕裂，血液跑到撕裂的夹层里，好比古代大军攻城，内城已经被攻破了，外城岌岌可危，如果没有外界因素干预，后果可想而知。临床分级是A型合并I型夹层，夹层范围超越主动脉弓，直至腹主动脉，是最为凶险且最需要手术干预的一种夹层。全院专家紧急会诊，讨论出最优治疗方案，在征得家属同意后紧急进行手术。可惜事与愿违，我们还是输给了病魔。一个28岁的鲜活生命，最终还是消逝在了手术台上，带走了未实现的抱负和对家人深深的爱。年迈的父母看着儿子逐渐变冷的尸体，失声痛哭，无法接受白发人送黑发人的噩耗。早已哭成泪人的爱人无论如何也想象不到，几个小时前一起吃油条喝豆浆的温馨时刻竟已是永别。刚满 5 岁的小女儿，拉着爸爸的已是冰凉的手边摇晃着边问妈妈："妈妈，爸爸为什么不起来陪我玩？是宝宝淘气惹爸爸生气了吗？"本该享天伦之乐的五口之家，因为病魔的打击，幸福戛然而止。此时此景，全科室的人无不心痛难当。复盘病例时，我们都觉得非常可惜，大众对主动脉夹层这一威胁生命的疾病了解太少，缺乏警惕性，所以不会知道一旦发生夹层破裂，医生也很难有回天之力。

随着历史的进步、文明的发展，人们的生死观早已从"伽罗世界""轮回转世"发展到"唯物主义的无神论"，绝大多数人对生命经历婴儿、幼儿、少年、青年、中年、老年直至死亡都能坦然接受，追求长生不老的荒诞故事已成为了传说。但年轻人的猝死仍然是让人"谈死色变"的话题。

在大家的眼中，心血管疾病是属于老年人的；年轻人的身体想当然是健康的，多熬几天夜，少跑几次步，都不是事儿。殊不知随着社会的不断发展，人们工作和生活节奏日益加快，青年人所承受的躯体和精神压力与日俱增，极易出现躯体和脑力过度疲劳，抑郁、烦躁等不良心理情绪也应运而生。尤其是在北上广深等一线城市，生活压力大，年轻人忙着奔事业、奔前程，往往以牺牲身体健康为代价，由此引起的青年人猝死的事件屡见不鲜。

了解猝死的原因,掌握猝死预防和急救的方法,已经成为我们守护自己和家人健康幸福的重要生存技能。

请您牢记"远离猝死,从我做起,从现在做起"。

急诊医生说

主动脉夹层是一种比急性心肌梗死更致命的疾病,号称心血管疾病中的"魔鬼杀手""定时炸弹",是临床中一种十分凶险的疾病,发病急,来势凶猛,病死率高。世界上很多名人死于主动脉疾病,如伟大的科学家爱因斯坦、美国著名女排球星海曼。而对疾病的认识不足常常导致悲剧的发生。

主动脉是人体最粗的血管,其管壁结构主要由三层:内膜、中膜、外膜。主动脉夹层是指由于各种原因导致的主动脉内膜、中膜撕裂,主动脉内膜与中膜分离,血液流入,致使主动脉腔被分隔成真腔和假腔。也就是说,此时血液流到了不该流的地方,导致人各个重要器官缺血而引起各种缺血性症状,例如脑梗死、肾衰竭、肠坏死等严重疾病。并且,一旦主动脉血管外膜破裂,就像"定时炸弹"爆炸,患者会立刻因大出血而死亡。

主动脉夹层最典型的症状就是突发的、难以

忍受的、撕裂样的胸背痛，很多患者描述为此生最痛的胸痛，可放射至上肢、颈部、咽部等，同时出现大汗淋漓；其次是持续性的高血压，还有心血管症状、神经症状或压迫症状等。若出现上述情况，患者需要立即卧床休息，并马上拨打120联系救护车紧急就医，配合医务人员救治。到达医院后医生要立刻给患者行心电图及相关检验，以排除急性心肌梗死，尽快行主动脉CT血管成像，以明确主动脉夹层的诊断。采取镇痛、控制血压、绝对卧床休息等措施能降低主动脉破裂的风险，还需尽快行开胸或者血管介入手术才可能挽救部分患者的生命。

主动脉夹层最主要诱因是高血压与动脉粥样硬化，因此高血压患者严格控制血压十分重要，平日生活中要戒烟限酒，切勿暴饮暴食，不能酗酒；避免过度疲劳，坚持适量运动锻炼。一些遗传性的血管病变，如马凡综合征、主动脉瓣二瓣畸形、先天性主动脉缩窄等，均会导致主动脉夹层的发病几率大大增加，因此针对这一部分人群要做好体检工作，尤其是家族中已有确诊案例时更须高度重视。主动脉的炎症或者创伤也会增加主动脉夹层发病风险，所以定期的复诊尤为必要。对于妊娠期女性而言，孕期及产后发生主动脉夹层的风险很高，尤其合并马方综合征者发病率更高。为了保护孕产妇的安全，宝妈们一定不能大意，按时孕检，保持舒适愉悦的心情。生命至上，一定要牢记，遇有不适，尽快就医。

» 预防小贴士

对于一些本身就有高血压或先天就容易得主动脉夹层疾病的人，要在生活中注意以下几个方面：

1. 经常测量血压、控制血压波动　高血压患者每天应至少2次监测血压的变化，采取健康的生活方式，合理应用药物控制血压，使其维持在正常范围。

2. 运动　对于高血压患者，应选择适合的运动项目，比如太极拳、太极剑、游泳、慢走，同时要注意运动要适度、适量，避免运动量过大以防止诱发疾病。对于存在先天性因素而容易发病的人，应限制剧烈活动，定期体检，监测病情变化。

3. 饮食　高血压患者饮食宜清淡，少油低盐，多吃蔬菜水果，适当补充蛋白质。多吃香蕉、甜瓜等富含钾的食物，还有富含维生素的黄豆、小豆、番茄、西葫芦、芹菜、鲜蘑菇及各种绿叶蔬菜，水果有橘子、苹果、香蕉、梨、猕猴桃、柿子、菠萝、西瓜等。

4.勤体检,早治病　对于高血压患者,建议除了日常监测血压外,需要测量双臂血压,在体检时增加检查凝血功能,以早日发现可能的苗头。如双臂血压及凝血功能均有问题,则需排除主动脉夹层。

第二节 却已是天人永隔，蓦然回首，

　　生命对于我们只有一次，我们每个人的出生都有时日，但是死亡往往会让人猝不及防。根据国家统计局官网显示，2019年中国人口的年死亡率在 7.14‰，死亡人口达 998 万人，这就意味着每个我们所忽视的 60 秒就有 19 个中国人永远离开了这个世界。当我们在聆听着新年的钟声，期待着新的、美好幸福的一年来临时，有人已然没有机会跨到新年了。

　　2019 年 2 月 1 日，距离春节仅剩 4 天的中午，一位满头大汗的年轻人打破了整个急诊大楼的宁静。他身后背着的是自己的父亲，看见穿白大褂的医生就喊："医生，快救救我爸爸

吧!"我们听见外面喧闹,立马一个箭步冲出来,映入眼帘的是一位头发花白的大爷气喘吁吁地靠在一个小伙子的背上,右手攥着胸前的毛衣,表情极其痛苦。我们赶忙将老人抬上平车,推进抢救间,一测血压,不禁倒吸一口凉气,老人收缩压70mmHg、舒张压45mmHg,氧饱和度只有60%。这些数据意味着老人的身体已发出严重警报,死神随时就会带走他的生命。

据小伙子描述,老人昨天晚上刚从东北坐飞机来三亚,准备享受热带的温暖并筹备年后儿子的婚礼,没想到刚下飞机就眼前一黑,晕倒在地。大约1分钟后,老人渐渐清醒,感觉胸口有点闷,却没当回事。老伴不放心,让他去医院做个检查看看,却被他以过年去医院不吉利的缘由拒绝了。痛苦煎熬到第二天中午,老人胸痛症状愈发严重,呼吸越来越急促。母亲叫回正在上班的儿子将老人送至医院。离家到医院只有不到2公里的路途,此刻却无比遥远。不等到医院,老人的意识已逐渐模糊,直至叫不醒。经快速抽血化验和肺血管螺旋CT增强检查,我们高度怀疑该患者大面积肺栓塞,在肺栓塞风险分层中属于高危情况,随时有生命危险,要抓紧溶栓。这就好比是淤塞拥堵的河床,如果不及时清淤,很容易发生洪水泛滥。尽管我们采取了一系列快速的诊断治疗措施,但悲剧还是发生了。在儿子签字同意溶栓的时候,老人病情恶化,生命体征持续下降。带着没能参加儿子婚礼的愧疚,老人没能享受三亚的热带风情就永远地离开了这个值得眷恋的世界。老伴泪眼婆娑,嘴里一直在嘀咕:"大半辈子从没坐过飞机,怎么坐趟飞机人就没了呢?"听到这样的话,我很想跟她科普下坐飞机与发生静脉血栓的关系,但此情此景,又如何张得了口?

我们和死亡之间到底隔着什么? 也许是六个小时的长途飞机,也许是一顿吃喝应酬,还可能是一夜不休的单位加班……我们赞美生命,追逐梦想,渴望幸福,但同时也与死神相伴。四时有序,生命无常。

看看近年猝死的新闻:年轻的医学硕士生在医院值班十几小时猝死,曾多次吐槽超负荷加班;25岁小伙加班至凌晨猝死,留下了孤儿寡母;37岁的基金投资经理因病猝然去世;急诊医生一晚接诊40人后猝死,留下两个孩子,小的才五个月!

高节奏的现代社会让每一个人都在路上奔波忙碌,却忘记了生命的意义。大家似乎都为了自己的追求努力着、奋斗着,却不曾想过失去了生命,一切皆如过眼云烟。猝死的金融圈精英曾经说过:"但凡我还有一口气在,就一定把投资者的钱赚回来。"人生在世,追求功名利禄本无可厚非,但一切应以不损伤身体为前提。生命脆弱,我们永远都不知道意外和明天哪一个先来。我们终有一天都会面对死亡。当告别这个世界时,你希望以怎样的方式和这个世界说再见呢?

急诊医生说

　　临床上，肺栓塞引发猝死的确诊案例不算多，其最主要的原因是高致死性及复杂的诊断手段。与致死率不匹配的是，有些患者就诊时症状并不严重，且医院常规的检查项目不能确诊肺栓塞，而可以确诊肺栓塞的是肺动脉造影检查，费用较高，常常被患者及家属拒绝，这给医生的诊断造成了困难。

　　肺栓塞是指栓子阻塞了肺动脉或其分支所导致的疾病。栓子可能是血栓脱落，可能是肿瘤的坏死组织，可能是空气栓子或者脂肪栓子。临床上由血栓脱落导致的肺栓塞约占所有肺栓塞的 95% 以上，它是最常见的肺栓塞，因此大家常说的肺栓塞就是指此类血栓造成的肺内栓塞。当血栓堵塞了肺动脉，其血流供应的肺组织会发生缺血缺氧坏死，临床上又称肺梗死。肺栓塞中 80% ~ 90% 的栓子来源于下肢或骨盆深静脉血栓，常见于手术后或者脑梗后久卧在床的患者，还有大家常说的"经济舱综合征"，是指由于长时间空中飞行，旅客静坐在狭窄而活动受限的空间内，双下肢静脉回流缓慢，血液淤滞，形成了血栓，血栓随着血液流动，堵塞了肺动脉，就形成了肺栓塞。肺栓塞发生后的临床表现多种多样，临床上诊断比较复杂，肺内有较小的血栓时，患者可能无任何不适；但是一旦出现突然的胸痛、晕厥、咯血和（或）呼吸困难，就可能是大栓子梗塞了血管，我们建议患者及时到医院就诊。

» 预防小贴士

降低肺栓塞的发生风险需要做到以下几方面：

1. 尽量避免长期卧床　对于手术后行动不便或者脑梗后偏瘫的患者要定期进行康复训练，多试着活动瘫痪的一侧，避免血液淤滞。同样，对于久坐电脑的 IT 行业工作者，同样要经常活动四肢，以促进下肢静脉血液回流、降低血栓形成的几率。

2. 坚决戒烟，多饮水　长期吸烟不但会损伤肺和支气管，引起慢性阻塞性肺病，更会导致患者血管弹性减弱，增加心血管疾病的风险。因此，坚决戒烟，刻不容缓。另外，每天适量喝水，可以防止血液浓缩，这样血栓就不容易形成，会大大降低肺栓塞的发病率。

3. 静脉曲张患者要警惕　对于下肢静脉曲张的患者，我们建议积极就医，因为这类人群已经发生了下肢深静脉血流不通、回流不畅的问题，是发生肺栓塞的高危人群。患者可采取必要的治疗手段，如穿加压弹力抗栓袜或应用下肢间歇加压充气泵等辅助器械,促进下肢静脉血液回流。

4. 高血脂、糖尿病患者多注意　患有高血脂和糖尿病的患者,血液一般都高凝状态,血栓形成的风险极高,若有乘坐长途火车或飞机等行程安排,则很容易有血栓游走,最终导致肺栓塞。此类患者要根据病情遵医嘱服用阿司匹林等抗凝剂和他汀类调脂剂,以防止血栓形成。

5. 谨慎使用口服避孕药物　女性口服避孕药物有增加血栓形成风险,在口服避孕药物前要仔细阅读药物说明书,明确药物禁忌情况,服药期间,一旦出现腿痛、呼吸困难、胸痛等症状时,要立即去医院就医检查。

肺栓塞属于急症,即便做到以上的几个方面,也不能保障万无一失。疾病与健康的天秤是如此令人捉摸不定,医生无法开具永葆健康的处方,但是在疾病来临之前,我们还可以做得更多,做得更好。

猝死会传染吗

第三节

—— 浅谈猝死的家族聚集现象

猝死会传染吗？2018年7月，腾讯网上有一篇报道，名为"湖北一普通家庭陷入"死亡魔咒"已有8人猝死"。内容主要讲述了患者杨某因为晕厥就诊，当时医生发现同村严某也有类似的症状，仔细询问二人关系，意外发现是"舅甥"，再仔细调查，发现其亲戚中好多人也有类似的病症。后来经过医院的仔细检查，二人诊断为"肥厚型心肌病"。家族里的其他人在知道这个消息后，立刻就沸腾了，毕竟谁也不想身上随时带着一颗"定时炸弹"。在筛查了他们家族40多个样本之后，医生一共发现了15例肥厚型心肌病患者，并且发现所有的患者都携带了同一个致病基因突变（MYH7-R719W），最小的年仅 12 岁。家族遗传的特点给临床提供了有价值的诊断线索。

在我上医科大学的时候，隔壁班的班长是一位外表忠厚斯文又有点微胖的小眼睛男生。出生于苏州的他自小家学渊源，学习十分刻苦，在班级里面成绩数一数二。大四的时候，他离开了学校，进入了临床进行实习。一个忙碌了一整夜的早上，他坐在医院门口的车站月台上等车回家休息。这时一阵困意袭来，他倒了下去，人事不知。好心的路人赶忙呼救将已心脏停止跳动的他送去了急诊科。庆幸的是，他因抢救及时而重获新生。经过检查，他被诊断为肥厚型梗阻型心肌病。遗憾的是，他因大脑缺氧导致记忆力下降，部分生理功能出现永久性缺陷。其实在后续的了解中，发现他的家族并非只有他一人，在远亲中也有两例。但平时亲戚间不常走动，没有人意识到他们家族会携带猝死相关性疾病的基因。

猝死相关性疾病是貌似健康的人突然发生急骤死亡的一系列潜在疾病的总和。2009 年 4 月，一个由 40 多名科研人员组成的国际研究团队宣布，他们发现 10 种常见基因变体可以通过干扰心律来增加人猝死的几率。这一研究团队对 15 842 名研究对象进行心电图检查和基因组分析后，发现一种名为 "Nos1ap" 的基因及其 9 种变体可改变心脏肌肉收缩时间即 QT 间期，进而导致猝死危险上升。中国人心源性猝死基因是由华中科技大学同济医学院杨均国教授领导的课题组，经过数年努力发现的，其研究成果已获国际权威基因库的认可。这是继欧美和日本等科学家发现与心源性猝死相关的 6 个基因上的 200 多个突变点后，首次由中国科学家在中国人群体内发现的两个基因突变点。

虽然科学家现在发现了一些猝死相关性疾病的基因异常，也了解了很多与之相关的发病机制，但是人群中猝死的死亡率并没有下降。与我们想象中的老年人因为心脏问题引起的猝死不一样，很多具有这类"基因"的人既不肥胖，也没有高胆固醇血症，常常对自己携带的风险一无所知。因为猝死相关性疾病的隐匿性太强了，而且发病的人群日趋年轻化。家庭和工作的压力、糟糕的饮食、放纵的夜生活、几乎停滞的运动以及明显遭到破坏的人体正常的生物节律，已经成为猝死的主要诱因。此外，相关数据表明，约有 20% 的猝死是由遗传性心律失常导致的，遗传性心律失常通常是指基因异常导致心脏活动异常而引起的心律失常，通常具有家族聚集性。遗传性心律失常使猝死有了先天易感性，加上不良生活习惯的诱发，成为近年青年人猝死多发的重要原因之一。

当我正式成为医生的那一刻，我的上级医生曾语重心长地对我说："没有突发的病情变化，只有你不重视的病情变化。"我觉得这句话用在猝死上特别合适。几乎所有的猝死都有先兆，也许因为这样或者那样的原因，人们选择了暂时忽略。但恰恰是这种疏忽使猝死这头怪兽在我们眼皮底下逐渐壮大，然后在不经意间给予我们致命一击。

急诊医生说

肥厚型心肌病是导致年轻人猝死的头号隐形杀手，近几年此病发病率呈逐年上升趋势，已成为青少年、运动员运动时发生猝死的首要原因。在年轻的发病者中，先天性遗传因素约占三分之一，与基因发生突变有关；而老年人发病多与长期患有高血压或病毒感染等因素有关。由于肥厚的心肌使得心脏向外射血的出口变窄，导致了排血量减少，尤其在运动的时候，心肌收缩力的增强使得原本已经很厚的心肌变得更厚，心脏向外射血的出口更容易受挤压闭塞而导致悲剧的发生。

此病虽是青少年和运动员运动时发生猝死的首要原因，但早期症状一般不明显。

有些患者可长期无症状，而有些患者首发症状就是猝死。

患者最常见的症状是活动后呼吸困难和乏力，部分患者会出现胸痛、心悸、晕厥等症状。特别是日常运动耐力明显弱于同龄人的青少年，应及时到医院心内科就诊。运动员人群体检时应常规行心脏彩超检查。

» 预防小贴士

仔细了解家族病史　如果家族里频繁有人出现胸闷、胸痛、心慌、心悸、晕厥、头晕、乏力、嗜睡以及经常性的情绪激动等一系列症状,我们一定要检查自身是否存在猝死相关性疾病。如果家族中出现聚集性猝死病例,应高度重视自身身体健康状况,并筛查自己是否携带猝死基因。

第四节

现代「白骨精」，猝死的高危人群

随着现代社会的发展，白骨精不再是指《西游记》里孙悟空棒下的妖精，而是对职场强人的尊称。"白领＋骨干＋精英"，简称"白骨精"，在普通人眼里，"白骨精"拿着高工资、做着体面的工作，享受着优越的生活。事实上，"白骨精"们光艳的外表下，承受着太多的压力、苦涩与辛酸。不及时排解这些负面因素，猝死将会悄然而至。究其原因，矛头直指"慢性疲劳猝死"。

目前我国"慢性疲劳猝死"的高危人群已从体力劳动者转向脑力劳动者，且呈年轻化趋势。这不是 IT 行业独有的现象，广告、媒体、医疗及金融等行业从业者都需要警惕。从医学上解释,工作时间长、劳动强度重、心理压力大,人体会处于亚健康状态,积重难返,突然引发身体潜在的疾病急性恶化而危及到生命。

小时候,我们受到的教育是"困难像弹簧,看你强不强,你强它就弱,你弱它就强"。这句话告诉我们在遇到困难的时候,不要知难而退,而是要迎难而上,努力战胜困难。可是,人身体和精神上的抗压力真的是无限的吗?残酷的现实是"人也像弹簧,不能太逞强,你若拉太长,身体必遭殃"。

在上海社会科学院亚健康研究中心举办的"过劳死"问题学术研讨会上,专家们就近年来频频出现的过劳死问题进行了分析,研究显示:公安、医生、IT从业者、文化演艺人员、企业高管、国家公务员、科技界精英成为中国人"过劳死"的高危职业。

急诊医生说

"过劳死"一词源于日本20世纪七八十年代经济繁荣时期,是一个社会医学名词。"过劳死"指在劳动过程中,劳动者的正常工作规律和生活规律遭到破坏,体内疲劳蓄积并向过劳状态转移,使血压升高、动脉硬化加剧,进而出现致命的病理状态。由过劳促发心血管事件引起的猝死,主要包含急性心肌梗死、心源性猝死和高血压引起的脑出血等。

身体"过劳"的预警信号与自查方法：

1."将军肚"早现　30～50岁的人，大腹便便，在一些人看来是成熟的标志，不能忽视的是，这可能是高血脂、脂肪肝、高血压、冠心病的信号。

2.脱发、斑秃、早秃　在某一段时间内每次洗头都有一大堆头发脱落，你需要回顾下自己最近是否存在工作压力过大、精神是否过于紧张了。

3.频频去洗手间　如果你的年龄在30～40岁之间，正常的饮食作息但排泄次数超过正常人却没有尿痛症状，说明你的泌尿系统可能正在衰退。

4.性能力下降　中年人过早地出现腰酸腿痛、性欲减退，或男子阳痿、女子过早闭经，都是身体功能整体衰退的预警信号。

5.记忆力减退。

6.心算能力越来越差。

7.做事经常后悔，易怒、烦躁、悲观、难以控制自己的情绪。

8.注意力不集中，集中精神的能力越来越差。

9. 睡觉时间越来越短,醒来也不解乏。

10. 经常头痛、耳鸣、目眩,检查没有异常结果。

自查方法:具有上述两项或两项以下者,为"黄灯"警告期,目前尚无担心;具有上述 3 ~ 5 项者,则为一次"红灯"预报期;具有 6 项以上者,为二次"红灯"危险期,可定义为"疲劳综合征"。

» 预防小贴士

人体就像"弹簧",劳累就是"外力"。外力超过弹簧所承受的限度和作用时间过长时,弹簧会发生形变;当劳累超过极限或持续时间过长时,身体这个弹簧就会产生永久形变,导致老化、衰竭、死亡。所以每个人都要小心地保持好身体的弹性,不要超过所承受的弹性限度,适当的休息和减压是保持"弹力"的良方。因此,防止"过劳死"最重要的方法是预防,除了注意饮食卫生、适量运动等提高生活质量外,更重要的是避免长时间的极度紧张和精神负担过重。在这里教你四招,保护自己。

1. 健康体检防患未然 无论中青年还是老年人,也不论体力劳动者还是脑力劳动者,最好每年做一次体检,包括心电图

(运动负荷试验)及有关心脏的其他检查,以便早期发现高血压、高血脂、糖尿病,特别是隐性冠心病。

2. 有张有弛劳逸结合　劳逸交替才能保持弹性、增加身体承受力并保持旺盛的生命力,人要学会调节生活,如有条件时出去旅游,可以浏览名胜、爬山远眺、开阔视野、呼吸新鲜空气与增加精神活力;还有忙里偷闲听听音乐、跳舞、唱歌、观赏花鸟鱼虫,这些都是解除疲劳、让紧张的神经得到松弛的有效方法,也是防治疲劳症的精神良药。

3. 坚持锻炼强身健体　现代人的工作往往具有静而不动的特点,最易使人疲惫的莫过于长期不活动。研究表明,人到 30 岁以后,每过 10 年,其心脏排血的能力就下降 6% ~ 8%、血压上升 5% ~ 6%、肌肉组织减少 3% ~ 4%,每天脑细胞以千、万计递减,这是人体生理发育的必然规律。但经常锻炼身体的人,肌肉的萎缩和力量的减退可推迟 10 ~ 20 年,血压可保持在稳定的正常水平,运动还能推迟神经细胞的衰老,帮助废物排出体外从而起到防癌抗癌作用,长期坚持健身跑和徒手体操,人体的新陈代谢和工作能力会大大加强。

4. 心情舒畅疾病逃逸　现代心理学研究发现,当一个人感到烦恼、苦闷、焦虑的时候,他身体的血压和氧化作用就会降低;而人的心情愉快时,整个新陈代谢就会改善。俗话说"人逢喜事精神爽,闷在心头瞌睡多",烦闷、懊悔、愤恨、焦虑、忧伤,是产生疲劳的内在因素。因此,要防止疲劳,保持充沛的精力,就必须经常保持愉快的心情，做一个"乐天派"，并培养坚强、乐观、开朗和幽默的性格，具有广泛的爱好兴趣和积极向上的生活态度，我们相信，这些会让你在人生道路上勇往直前。

第五节
不一样的心慌
——猝死的信号

心慌作为一种常见的疾病症状，几乎每个人一生中都会遇到。当奔跑在操场上，心跳容易加快出现心慌；当遇到心仪的对象，心脏也会砰砰跳出现心慌；当心情过度激动时，心脏感觉要跳出来出现心慌。这些例子不胜枚举，都是属于生理现象。但我们今天要说的是病理性心慌，由致病因素导致的心慌。

2016年的一个寻常晚上，我们几个医护人员正像往常一样处理患者。一位46岁女性患者被120医生推进急诊，同时告诉我们：患者反复心慌1天，加重伴意识不清10分钟。家属描述，患者经常出现心慌症状，休息后可缓解，所以没去医院检查。1 天前患者因感冒后再次出现心慌症状,经当地诊所简单处理后,症状时好时坏,可谁知 10 分钟前突发意识不清,呼吸急促。家属这才慌了神,立即呼叫 120 送到我们医院。查体发现,患者处于昏迷状态,四肢冰冷,双侧瞳孔散大,对光反射都已消失,血压 65/44mmHg,心率 225 次 / 分,心电图提示:室性心动过速。室性心动过速是恶性心律失常的一种,致死率极高,需要立即给予电除颤。通过抢救治疗,患者恢复了正常窦性心律,血压 95/64mmHg,心率 110 次 / 分,很快出现了房颤心率。通过检查发现,患者既往有风湿性心脏病,瓣膜关闭不全,长期处于心慌状态,以至于她对心慌有了耐受力。此时感冒加重了她的症状,但她早已松懈的意识却未根据身体的警报做出应有的判断。随后的数天,患者由于持续房颤心率,导致血流动力学不稳定,同时抗感染治疗不理想合并多脏器功能衰竭,最终患者还是去世了。

另一个故事发生在某一天晚上,恰好是我的夜班。大约晚上 10 点,我突然听到大门外一群人大声呼叫:"医生!医生!快点救人!"分诊护士迅速将患者推进急诊室。患者男性 67 岁,既往有冠心病、糖尿病史,19:00 左右,患者陪朋友饮酒后出现心慌、胸闷,以为是因喝酒引起,遂休息几分钟,吃了一粒速效救心丸后,不适症状稍有缓解。家属及朋友劝其去医院就医,他说:"经常这样,吃吃药就好了。朋友聚在一起,我一走了之岂不煞风景。明天我一定去医院好好检查一下。"21:00 左右在饭后回家的路上，患者突然倒地，意识不清，呼叫不应，面色发紫，家属立即将患者送到医院。来诊时患者深昏迷，面色青紫，四肢厥冷，双侧瞳孔散大固定，血压已经测不出，大动脉搏动未能触及，诊断为：急性心肌梗死。虽经极力抢救，患者最终还是死亡。

两个案例都有一个共性的特点就是对心慌症状选择了不重视。其实心慌对人来说是一个非常有益的预警信号，就像低电压的灯泡会闪烁一样。这个时候，我相信大家要么暂时不开灯，要么会请专业电工来检修一下，因为我们无法承担冒险所导致的后果。心慌也是一样，当身体出现心慌这个"信号"时，我们无法让心脏停止跳动，但可以请专业医生去帮忙"检修"一下。

—急诊医生说—

所谓"心慌"，也就是通常所说的心悸，是人们主观上对自己心脏跳动有一种不适的感觉。心跳一旦失去固有的规律，人就会不舒服，也就是常说的"心慌"。这是一种常见症状，很多人都经历过，它可以是疾病的征兆，也可能是正常生理反应。

医学上的心慌可以是心脏活动的频率、节律或收缩强度的改变而导致，也可以在心脏活动完全正常的情况下产生,后者系因人们对自己心脏活动特别敏感而致。当剧烈运动、精神过度紧张、大量吸烟、饮酒、饮浓茶或咖啡及情绪激动时,就会感到心跳加快、搏动力量增强,这是生理性表现,属于正常现象,此为生理上的心慌。

疾病导致心脏搏动的速度、节律及强弱发生变化,产生的心慌症状,才是病理性的。病理上的心慌是需要立即就医治疗的。

日常生活中发生心慌了应该怎么办?首先要镇定,一定不要因为心慌导致思维紊乱,做出错误指令;其次,平心静气,思绪放空,看过一段时间是否能够缓解;最后,如果心慌持续不缓解或反复多次应该详细记录以下几点,以备就诊需要:

1.发生心慌之前有无诱因,最好可以详细回忆当时的细节。

2.心慌发作持续的时间、发作的次数,实在记不住可以考虑用笔记下来或者使用手机中的备忘录。

3.发作时应摸一摸自己脉搏,看看脉率是否过快或者过慢,是否有脉率不齐、脉率强弱不一的情况,尤其是存在冠心病、高血压、心力衰竭等心脏基础较差的患者一定要仔细比较与平时有无区别。

4. 心慌发作时其他的伴随症状，例如有没有气短、乏力、一过性的黑蒙、胸痛、晕厥、面色发白、出冷汗，甚至有濒死感等，如发生严重的伴随症状，应该保持情绪稳定、安静休息，拨打"120"急救。

» 预防小贴士

1. 保持健康生活方式　生活作息要有规律，注意适当休息，饮食有节，少进食含动物脂肪多的饮食，尤其是咸、辣的食物。除此之外酒、烟、浓茶、咖啡等富含易导致心脏激动的物质也应避免使用。适当参加体育锻炼，如散步、太极拳、体操、气功等。注意预防感冒等。

2. 一定要控制情绪、少生气　保持精神乐观、情绪稳定的状态，坚持治疗，坚定信心，避免惊恐及忧思恼怒等情绪刺激。

3. 如果患者有基础性疾病　那么防治基础性疾病非常重要，对于高血压的患者，在药物的基础上需要低盐饮食，冠心病患者要低脂饮食。

4. 轻症可从事适当体力活动　以不觉劳累、不加重症状为度,避免剧烈活动。重症心悸应卧床休息,还应及早发现胸闷、气促这些先兆症状,做好急救准备,及时就医。

第六节
冷汗还是热汗
——猝死的预警

汗,最早出自于《说文》,"汗,人液也"。指的是汗是人体流出的体液。中医中的《静脉别论》也有提及,"阳气有余,为身热无汗。阴气有余,为多汗身寒。阴阳有余,则无汗而寒。饮食饱甚,汗出于胃。惊而夺精,汗出于心。持重远行,汗出于肾。疾走恐惧,汗出于肝。摇体劳苦,汗出于脾。"对于出汗的几种情况,古代的中国医学家们已经囊括了所有可能。吃饱饭出的汗,是胃的作用;受到惊吓出的汗,是心脏的作用;搬重东西走远路出的汗,是肾的问题;因为恐惧出的汗,是肝的作用……随着科学时代的普及,人们对于汗液的认知也在不断增加。现代医学认为出汗是一种生理现象,受自主神经支配。但出汗的方式,汗液的量、色和气味发生改变,则可能是一些疾病的先兆,需要高度重视。临床经验丰富的医生更是可以通过汗来发现一些别人看不到的东西。

一个寻常的上午,大约是9点左右,一位38岁工程师在办公室内突然出现胸前不适伴有后背处大汗淋漓、面色苍白、恶心呕吐及全身无力。同事劝其立刻就医,但患者拒绝,表示休息一下再说。约10分钟后,患者全身大汗淋漓,呼吸困难症状加重,同事遂紧急将其送至医院。入院后测患者血压122/85mmHg,心率144次/分,精神极差,面色苍白。一位医生立即给患者做了床旁心电图检查,心电图提示:急性前壁心肌梗死。随后患者突然出现晕厥、心跳呼吸停止、瞳孔散大,血压测不出。我带领急救团队立即对患者进行胸外按压、气管插管、注射抢救药物等措施。复查患者心电图提示:心室颤动(一种恶性心律失常,往往暗示死亡率极高),随即我们给予患者300J非同步电击除颤。除颤后患者恢复了正常的自主呼吸、血压、心跳等也大致恢复了正常。抢救成功后,患者转重症监护室继续治疗。约半月后患者康复出院,离开前特意表达了对急救团队的谢意。闲聊中我发现,患者其实早在本次就诊前半月,就已经间断出现不适症状,如出汗、心悸、胸闷、无力等,但自己未在意、未就医,如果不是这次就诊及时,恐怕早已撒手人寰,当真是捡了一条命呀!

猝死前身体会有预警吗？当然会有，比如心慌、心悸、胸闷、出汗等。要想知道出汗与猝死的关系，我们必须知道出汗的原理。

1. 出汗对人体的作用　首先我们可以通过出汗来了解身体状况。因为，人体的汗液来自于皮肤的汗腺组织，而汗腺组织一方面有皮下血管的供血，一方面又受自主神经的支配，出汗与人身体内部状况密切相关。

人体如同一台精密的仪器，我们可以将"汗水"比作是我们身体的"空调"，出汗就可以调节体温。出汗可以分为：主动和被动两种。所谓被动出汗，是指由于天气闷热、心情烦躁而出汗，这种出汗方式是人体通过水分蒸发带走体内热量，保持体温在正常范围内的生理活动。另外一种是由于人体主动运动而出汗，被称为主动出汗，它有利于保持人体内的温度、散发热量，作用同被动出汗相同，同时能带走少量人体因运动而产生的体内垃圾。

汗液的主要成分可分为：水、无机盐（如氯化钠和碳酸钙）、尿素和少量的钾等。其中汗液中 98% ~ 99% 的成分是水，其比重介于 1.002 ~ 1.003 之间，pH 值 4.2 ~ 7.5；1% ~ 2% 为少量尿素、乳酸、脂肪酸等，100 毫升汗液约含有氯化钠 300 毫克。正常人 24 小时内约蒸发 600 ~ 700 毫升汗水。

2. 冷汗与热汗　那么何为"冷汗""热汗"，它们又与猝死有什么关系呢？简单而言，冷汗时面色苍白，触之寒凉；热汗则面色发红,触之有热感。冷汗常见于人们生病、受惊吓时,或是心绪格外紧张、生理心理功能失调时,不断地排出大量的汗液,触之发凉。出汗后常伴有"心有余悸"之感,如急性心肌梗死时由于疼痛或者休克所导致的"冷汗",除此之外心衰以及心率加快等情况也可能会增加患者的皮肤潮湿度。而热汗多在长时间的运动时产生,流失的汗水中会有大量的钠离子,而钠离子和氯离子流失过多就会无法适时地调节体液与温度等生理变化。

猝死的原因很多,并不是每一个猝死的人都有大量出汗的表现,不过有一些人在临终前的确是容易出大量的汗,也就是大家所说的冒虚汗,和中医的亡阴、亡阳类似。所以说不正常的出汗与猝死是有一定联系的。

如果人感知到自己的头发、后颈、背部、手心或脚心开始大量出汗,自己又没有发现明显的原因,并且出现头晕、心慌等症状,那么就要开始警惕了,因为这很可能就是疾病甚至猝死的前兆。这个时候应该紧急就医。休克早期、低血糖、心绞痛都可以表现为出汗,这些都不同程度与交感神经和副交感神经被激活有关。尤其是心绞痛发作时,由于疼痛的刺激,自主神经功能异常会导致大量出汗。更严格地说,与出汗有关的猝死绝大多数见于大面积、大范围的心肌梗死,主要表现为额头和颈部大面积出冷汗,并带有明显的胸部疼痛以及气喘吁吁等症状。总之,若身体突然无缘无故地大量出汗,或者伴随着其他症状时，大家一定不能忽视，体检一下身体总是没有错的。

急诊医生说

出汗常见的几种情况

1. 低血糖　血糖下降到一定程度之后人们就会处于无力、眩晕、心慌手抖、多汗的状态，而严重的低血糖患者会陷入晕厥，此时身体内血管剧烈收缩也会加重心脏的负担，有可能导致严重的心脑血管意外而猝死。低血糖时，吃糖块或者巧克力会有明显的缓解。

2. 高血糖　有些糖尿病患者血糖控制不好，会引起糖尿病自主神经病变，自主神经功能病变可导致汗液排泄异常，大量出汗。

3. 甲亢　甲亢患者基础代谢旺盛，会产生较多的热量，出汗可以更好地散热，所以甲亢患者会出现大量出汗。

4. 急性心梗　大多伴有额头和颈部大面积出汗，并带有明显的胸部疼痛以及气喘吁吁等症状。

5. 哮喘　此类患者会出现口唇发绀、端坐呼吸、大汗淋漓等。

6. 发热　一般发热的患者由于各种原因引起下丘脑体温调定点的升高导致身体产热与散热失衡从而使体温升高。体温升高的过程中常出现汗液的蒸发,一般体温每升高 1℃,从皮肤丧失体液约 3 ~ 5ml/kg;中度出汗的病人,丧失体液约 500 ~ 1 000ml,其中含 NaCl 1.25 ~ 2.5g;气管切开的病人,每日自呼吸蒸发的水分比正常约多 2 ~ 3 倍,计 1 000ml 左右。而且发热过程中,由于感染细菌不同,出汗也有区别。

汗液的颜色、气味等性质与疾病的关系

1. 看颜色　如汗液呈现黄色表明汗液中尿素含量增高引起,提示寒湿气弥漫于肌肤腠理之间,容易出现机体免疫力下降,或者大汗后冷水冲浴很可能出现机体免疫力下降出现感冒等症状;如汗液不仅呈现黄色还伴有腥臭味,常可能是由于血液中一种称为胆红素的物质浓度过高所引起,主要见于肝胆疾病,如急慢性肝炎、胆囊炎、肝硬化等。此外,过多进食胡萝卜、橘子、柑橙等蔬果,也可出现暂时性的黄色汗液。白汗是由于体内含有较多的氯化钠和尿素,蒸发后出现白霜,附于皮肤表面,多见于尿毒症患者。有时,疼痛剧烈(如肚子痛)会引起白汗淋漓。如汗液呈现红色,多与内分泌功能紊乱有关,也可能是身体某部位在出血。服用碘化钾等化学制剂,也可有红汗出现。

2. 闻气味　如汗液散发尿味,干后在皮肤上留下较多结晶物,此常见于尿毒症患者。如汗液带有腥臭味,多见于肝硬化。如昏迷病人的汗液飘出烂苹果味来,常是糖尿病患者出现糖尿病酮症酸中毒的体征。

3. 看部位　手心脚心出汗多的人,可能脾胃不好。头面部爱出汗的人,如出汗仅限于额头,出汗量少且无其他症状,多属正常现象;如见于老人和产后的女性,则宜滋肾清肺;如发生在患者身上,则可能是病情加重的征兆。如果一吃饭就大汗淋漓、身体发热,则要考虑胃火过旺。心窝、胸口多汗,多见于一些脑力工作者,这些人常伴有疲惫、食欲减退、睡眠差、多梦的表现。因精神紧张而导致手、足出汗则属正常。鼻子爱出汗,说明肺气不足。如为左右半身或上下半身出汗,多见于风湿、偏瘫患者,有时也是卒中临身的信号。

4. 看伴随症状　多汗同时伴有怕热、食量增加、心跳加快、肢体颤抖等症状者,可能患上了甲亢。出冷汗,且有面色苍白、晕厥者,可能是低血糖。多汗呈阵发性,同时有血压升高者,可能是嗜铬细胞瘤在作祟。多汗伴随发热,则需要借助医学仪器设备进行明确诊断。

» 预防小贴士

1. 夏日的时候不宜长期呆在空调房里,让毛孔变得粗糙,影响正常的排汗功能,导致机体免疫力下降,建议多进行户外活动,让身体出汗,年龄偏大或有心脑血管基础疾病者建议微微出汗即可。如果因为工作需要不得不呆在空调房中,建议喝点生姜水发汗,并适当补充维生素C效果更佳。多喝温水,促进排泄,不让身体产生的杂质淤积在体内。

2. 冬日由于天气寒冷,运动少,不主动出汗等原因,极易出现免疫力下降导致流感等疾病流行,建议多晒太阳,多喝温水,保持适宜的运动量。

3. 对于运动量大或者体育爱好者而言,每次运动结束补充适量的电解质如钠、钾等矿物质可以有效防止中暑及脱水症状。

4. 平时多泡脚。中医养生中,脚底不同位置对于身体各个功能区,40℃左右热水泡脚可以有效缓解疲劳,并且促进身体出汗。

5. 由于出汗是常见的生理现象，人们常常容易忽视。在此，我们建议平时对自己的身体保持一份警惕心，一旦出现你所不能理解的大量出汗现象，请及时就医，请相关专业的人士为你提供正确指导。

第七节

水里逃生就是九死一生

——淹溺的处置

　　高节奏的现代社会让许多身在都市中的人处于重压之下。游泳不得不说是一个很好地解压方式，既能放松精神，又能锻炼身体。但古人云："善泳者溺"，许多水中的意外都是来源于意识的松懈。

　　2018 年夏天，一个炎热的下午，炽热的太阳仿佛要把一切烤熟，我像往常一样在急诊抢救间值班，突然听到外面一阵哭喊："医生，医生，快救救我的孩子，他没有呼吸了，没有呼吸了！"只见一对穿着睡衣的年轻夫妇满头大汗地大声呼救，爸爸的怀里抱着一个用浴巾裹着的孩子。我迅速检查了孩子的生命体征，发现孩子已经没有呼吸和心跳了，瞳孔也已经散大固定，嘴边泛着粉红色的泡泡。大约复苏了 2 个多小时，孩子一度恢复心跳，但无法维持太久，最终还是离开了人世。后来我追问孩子父母事情的经过。原来一家人在酒店游泳池旁游泳，一不留神孩子就掉到水里，大约 5 分钟后被父亲发现打捞起，家长抱着孩子就冲向医院，转运途中约 20 分钟未进行任何有效的抢救。长时间重要脏器的缺血、缺氧导致了不可逆的损伤，最终回天无力。据《中国儿童发展纲要（2011-2020 年）》统计监测报告显示，仅 2018 年，中国 18 岁以下儿童的伤害死亡率达到 11.74/10 万，其中，淹溺死亡和交通事故是儿童猝死的主要杀手。长期的陆地生活让人类失去了像鱼类那样水中遨游的能力，游泳毕竟是祖先为了生存后天学会的技能。我们没有鳃，没有鳍，一旦在水中遇到危险，无法像在陆地上那般灵活。水中求生，真的是九死一生。

—急诊医生说—

溺水在炎炎夏日中很常见，溺水是指人被淹没于水等液体中，短时间内大量液体、泥沙等堵塞呼吸道和肺泡，或过度屏气引起反射性喉头痉挛导致窒息和缺氧，最终患者因呼吸心跳停止而死亡。不及时抢救或者抢救方法错误，4 ~ 6 分钟内患者可迅速死亡。网络上流传着各种各样的溺水救治偏方,类似"倒背跑步控水法"等就是不科学的错误方法,因为任何控水的方法都将增加胃内容物反流而引起误吸,造成缺氧进一步加重。恢复呼吸和心跳才是溺水急救的第一要务。时间就是生命,溺水救治需要争分夺秒,而各种控水的方法只会白白浪费心肺复苏救治的黄金时间。

正确的溺水救治方法为:

第一步,看到有人落水,第一时间打急救电话,若我们自己会游泳,且在确保自身安全的情况下可下水抢救,若不会则求救他人,也可以利用周围环境的物体作为辅助工具(绳子、木棍等)来抢救溺水者。

第二步,陆地急救复苏。当溺水者被成功救上岸后,需要我们以最快速度判断溺水者是否存在意识、心跳与呼吸。

溺水者被救上岸后采取的四种急救措施:

1. 溺水者清醒,能看到胸廓起伏,能摸到脉搏。施救者应立即呼叫120,在一旁陪伴并为溺水者保暖,随后等待救援人员或送医院观察。

2. 溺水者昏迷（呼叫无反应），能看到胸廓起伏，能摸到脉搏。施救者应立即呼叫120，清理溺水者口鼻异物，并将其稳定侧卧位，等待救援人员。

3. 溺水者昏迷，看不到胸廓起伏，但能摸到脉搏，类似"假死"状态，出现喉痉挛、无呼吸、脉搏微弱濒临停止。此时，施救者应立即抬高溺水者下颌，开放气道，进行人工呼吸。

4. 溺水者昏迷，看不到胸廓起伏，也摸不到脉搏。施救者应即刻清理溺水者口鼻异物，对溺水者进行心肺复苏急救，急救顺序是开放气道、人工呼吸、胸外按压。切记同时要呼叫120，并持续心肺复苏至患者呼吸脉搏恢复或急救人员到达。溺水急救前应先判断情况，如无呼吸、无脉搏，则应遵循A-B-C-D顺序，即A(airway)开放气道、B(breathing)人工呼吸、C(circulation)胸外按压、D(deribrillation)早期除颤。

A 开放气道：上岸后立即清理患者口鼻异物，用常规手法开放气道。仰头抬高下颌，以保持呼吸道通畅。不应为患者实施各种方法的倒控水措施。因为患者没有心跳，各种倒控水方法会加重溺水者缺氧,延误最佳救治时间。

B(人工呼吸)与C(胸外按压):由于溺水损伤的根本机制是缺氧,最新的关于溺水的循证医学推荐是先进行5次人工呼吸,再进行胸外按压30次,随后2次人工呼吸,继之30次胸外按压,成人按压深度5～6cm。随后人工呼吸与胸外按压重复2:30循环。此新推荐的标准不但要首先给予人工呼吸,而且将最初的2次人工呼吸增加到5次人工呼吸,目的也是为了在第一时间提供给患者充足的氧合。如果患者口鼻涌出大量泡沫状物质,无须浪费时间去擦抹,应抓紧时间进行复苏。

D早期除颤:自动体外除颤器(AED)电除颤应由经过专业训练的人士进行,将患者胸壁擦干后,再连上AED电极片。如果患者在水中,使用AED时应将患者脱离水源。确保电击时其他人员脱离患者。

心肺复苏要持续进行,不能停顿,直到有呼吸、心跳或者医务人员的到来!

有关的溺水急救知识:

1. 早期识别求救。

2. 早期心肺复苏。

3. 早期电除颤。

4. 早期高级生命支持。

5. 心脏骤停后综合治疗。

这是急救生命链,环环相扣的急救步骤能挽救一条条鲜活的生命。希望这些急救知识人人都要知道,杜绝错误的救治方法,面对溺水,必须争分夺秒正确急救!

» 预防小贴士

1. 加强自救互救

(1)当游泳时发生呛水必须保持镇静,努力控制咳嗽或改仰泳迅速游至岸边。

(2)若发生水中手指抽筋,应将手握拳后用力张开,迅速反复多次直到抽筋消除,并以两足划水游上岸;水中小腿或脚趾抽筋应先深吸一口气仰浮于水面上,右手握住抽筋肢体的脚趾并用力向身体方向拉,同时用同侧的手掌压在抽筋肢体的膝盖上,帮助抽筋腿伸直。

(3)不会游泳的人落水时切忌慌乱,努力蹬脚划水使头浮出水面呼吸。迅速抓住水中木板等漂浮物品或抓住树木固定自己的身体,当稳定后寻机呼救并等待救援。

(4)互救时,救援者可采取游泳救援、抛物救援、划船救援等,尽可能呼叫更多人救援,一定加强自我保护意识,禁止不会游泳者盲目下水救人。

2. 危险开放水域的监管

有关部门要对危险开放水域切实加强监管,加强安全防护设施。在淹溺高发地段应尽可能设置围栏,同时应设置醒目的警示标识,提醒附近人群警惕淹溺的发生,如果可以,应采取设置障碍物的措施,使附近的儿童不能轻易进入。

3. 公共游泳场所的管理

加强硬件设施建设和完善,包括海滩的瞭望塔、充足的救生设备,其次是加强救生人员的培养、管理和使用。

4. 健康教育

应对所有人群进行淹溺预防的宣传教育。过饱、空腹、酒后、药后、身体不适者避免下水或进行水上活动。儿童、老年人、伤残人士避免单独接近水源。游泳前应做好热身、适应水温,减少抽筋和心脏病发作的机会。远离激流,避免在自然环境下使用充气式游泳圈。不建议公众使用过度换气的方法进行水下闭气前的准备。如有可能,应从儿童期尽早开始进行游泳训练。同时,在人群中普及心肺复苏术可大大提高淹溺抢救成功率。

第八节

吓死人是真的

——应激与猝死

　　人的一生中会遇到很多事情，相逢时喜悦，离别时惆怅，害怕时恐惧，暴躁时愤怒。从医学角度上讲，一切事物变化都是潜在的应激源。应激源刺激会使人产生应激反应，适当的应激源刺激可以对机体产生良性作用，但如果应激过度则容易危及生命。那么应激源有哪些呢？比如年轻的小两口生下了一个大胖小子，这个事件就是应激源，还有孩子考上了清华北大，也是应激源，这些都是积极的应激源。当然还有消极的，比如亲人突然离世，或者自己的亲朋好友遇到了车祸遭遇重大挫折等。通俗讲，应激源就是人们每天的遭遇，小则改变心情，大则容易破坏机体的平衡从而成为诱发疾病的"罪魁祸首",严重者可诱发猝死。

2017年6月8日,高考的最后一天,结束辛苦的高中学习的李某马上就要迎来人生中最炫彩的时刻。万万没想到,命运和他开了个玩笑。当李某高高兴兴地走出考场,同学王某突然跑到李某身后,大喊一声,并将其一下抱住。李某没来得及反应,便突然倒下了。这时,慌了神的王某赶紧叫了救护车,将李某送往医院治疗。不幸的是,李某最终因抢救无效死亡。我们发现李某生前从未有过心脏方面的疾病史,那么他为什么会猝死呢?追问病史,李某从小就要强,事事都想争第一,一直是父母的骄傲。这次的高考,李某准备了很长时间,经常夜不能寐,甚至睡着了都会说梦话、做噩梦,梦见自己发挥失常,没有考上大学。长期的学习压力使得李某的身体处于崩溃边缘,王某的惊吓恰如"压死骆驼的最后一根稻草",最终导致李某的死亡。从医学角度上看,李某的猝死可能和心理应激导致恶性心律失常有关。

上述现象可以通俗理解为"吓死了"。实际上,"吓"就是一种心理应激。我们每个人受到"吓"的刺激,都会产生不同的应激反应。有些人被"吓到了",但是,经过一定的调整,心理和生理功能逐渐恢复稳定;然而有些人却因为"吓"导致恶性的心律失常,最终猝死。只要是可以影响人体生理状态的刺激、疾病、药物、性格、年龄等因素,都可以引起心肌产生兴奋,从而使得心肌室颤阈变低，导致心律失去正常节律，最终进入应激状态。所以，我们在日常生活中常见的"看见她，让我心跳加速""中了大奖，让我的心扑扑直跳"的表述，都是人体进入应激状态的表现。

高节奏的现代文明给人们带来方便的同时，也带来了令人心力交瘁的复杂应激刺激，频繁地考验着心理和生理的调节能力。比如加班、熬夜、工作频繁变动、家庭不和谐等压力迫使我们长期处在焦虑、不安、恐惧等应激刺激中，极易发生猝死现象。老话说，"出名要趁早"，其实应激刺激也要趁早。虽然说在当下年轻人眼中，"年轻人吃亏是福"是一碗毒鸡汤，但从长远来看，其实也是很有道理的。当年轻时候遭受适度的挫折和打击越多，未来抗打击的韧性越足，取得的成就自然也会更高；反之，人在年轻的时候吃不了一点亏，在家人或朋友的帮助下顺风顺水，那等到身体和精力都下降的时候，一个挫折或打击就容易让其一蹶不振，自我怀疑，甚至引发自杀或者猝死。所以，从现在开始，我们需要多注意自己的心理状态和生理状态，增加抗压能力，保持心身健康。

"人吓人会吓死人！"这不是一句吓唬人的话。当人受到惊吓时，身体会处于一种"应激"的状态，以便适应当时环境的变化。面对"生死攸关"的情境，机体会分泌高于正常水平的肾上腺素、胰高血糖素入血，引起血压、血糖飙升，加大心脏及血管的负担，诱发心脏病或脑卒中，甚至会出现恶性心律失常导致生命危险。中国古代的医学专著《黄帝内经·素问》有五情学说，"喜伤心、怒伤肝、忧伤肺、思伤脾、恐伤肾"。现代医学也发现不同的应激刺激会引起相关疾病，如应激性消化道溃疡、应激性高血压、冠心病和心律失常等。在心血管急性事件中，心理情绪应激已被广泛认为是一个"扳机"，成为触发急性心肌梗死、心源性猝死的重要诱因之一。

我们在此再次强调，日常生活中老年人及儿童、患心脑血管病的人千万不能受到大的惊吓。那些平常爱开玩笑和吓唬人的年轻人，千万记住有的玩笑开不得。

» 预防小贴士

1. 情感应激　保持积极阳光的心态是预防情感应激的首要方式。试想一下,你有没有在平常生活中为一些鸡毛蒜皮的小事而大动肝火呢? 你可能对此不屑一顾,甚至觉得我们在危言耸听。但事实上,经常生气的性格真的会增加猝死风险。天助自助者。一个积极阳光的心态,既能增加我们心理承受能力和抗压能力,又能在受到应激刺激时,能够及时地调整自己的心理状态,避免产生更加严重的后果。

2. 物理应激　合理、适量的运动可以增强体质、提高机体抗压能力,是对抗物理应激的最重要的举措。运动可以通过保持合理体重、避免过度肥胖、提高心肺功能、减压释压等方式,来达到降低猝死发生危险的目的。运动的方式有很多,可以慢跑,可以去做器械训练,可以去爬山,等等。但是需要注意的是,运动一定要适度,根据自身情况制订合理的运动计划,千万不能贪多,过度运动会造成心脏负荷过重,同样可以诱发猝死。合理的膳食结构也是对抗物理应激的举措之一。正确的饮食不仅可以补充人体所需要的能量、蛋白质等各种元素,还应该尽量避免多余的碳水化合物及蛋白质等转变为脂肪累积在身体中。合理的膳食使我们的身体更加的健康,既是我们迎接应激源的能量储备,也是我们处理突发状况的信心所在。

第九节 头昏 不可掉以轻心

生活中，我们常常会遇到头昏的情况。有些人休息一会儿就可自行好转，因此大多数人会忽略头昏所引起的严重后果。曾经好事的我询问一个患者，为什么不早点过来就诊？他的回答代表了绝大多数中国人——怕贵、怕麻烦、怕自己真的有病。

一个炎炎夏日的深夜，空气中还弥漫着白天的闷热。听着患者熟睡的声音，我和同事们完成了交接班工作。还没等我把患者都捋清楚，一阵熟悉的"嘀嘟嘀嘟……"声呼啸而来，打破了夜晚的宁静。"意识不清，需要抢救！"还未见人影，救护车跟车护士的声音就已传到科室里。一番忙碌之后,我们发现患者深度昏迷、呼吸急促,检查双侧瞳孔已散大至 6.0 毫米,对光反射消失,心率已经飙到了 144 次/分,血压却只有 81/40mmHg,血氧饱和度更是测不出。如此危急时刻,我们第一时间进行气管插管,并接呼吸机辅助呼吸。谈话时,心急如焚的家属带着哭腔对我们说:"救救我的儿子,他才 30 岁!"待患者情况稍微稳定后,我和家属推着患者赶往 CT 室,结果显示脑干出血! 脑干出血的手术风险十分高,经过与家属沟通后,我们采取了保守治疗,也就是不做手术,让患者大脑内的血自行吸收。与病魔进行长达 1 个月的抗争后,患者最终还是撒手人寰了。

经过了解,患者王某 30 岁,曾就读国内某知名大学计算机专业,毕业后一直从事 IT 行业。平时他工作认真,加班已是常态,熬夜更是家常便饭,休息时间严重不足。除了经常感觉累,他还常常出现头昏,但每次只要睡一觉症状就有所改善,所以并没有放在心上。发病当天晚上,王某在家中书房再次出现头昏、头痛症状,以为和往常一样,于是吃了点止痛药便睡下了。当日凌晨,母亲起来听见儿子房间传来了响亮的鼾音,却呼唤不醒,这才赶忙拨打 120 急救电话。我们知道,脑干素有"生命禁区"之称,如果说大脑是全身的司令部,脑干便是司令部的总司令。脑干出血更是神经系统急重症,病死率极高。

随着社会的发展，快节奏的生活和高压的工作环境，脑卒中早已不是老年人的专利，其发病呈低龄化趋势。脑卒中在老百姓的口中俗称"中风"，它包括出血性脑卒中（俗称脑出血）和缺血性脑卒中（俗称脑梗死）。这位年轻人的病例是脑干出血导致的出血性脑卒中。

卒的意思是仓促急速，从词义上就可以看出这种疾病的发生非常迅速，突然间患者就被疾病击倒了。全世界每年有超过 1 500 万人罹患卒中，其中 500 万人死亡，另外还有 500 万人落下残疾。大脑就像身体的其他部分一样，需要从血液中获取氧气，一旦大脑的血液供应被切断，缺血缺氧严重，损伤就发生了，随之而出现各种临床症状。

对缺血性脑卒中我们容易理解，脑血管堵了造成缺血；出血性脑卒中就不那么好理解了，出血为什么也导致卒中呢？这是因为，脑出血后在出血部位形成出血灶会压迫周围脑组织，导致脑缺血缺氧症状。

脑卒中位于我国居民死亡原因的第一位。缺血性卒中占所有卒中的 75% ～ 90%，出血性卒中只占 10% ～ 25%。脑卒中是大脑细胞和组织坏死的一种疾病,具有明显的季节性,寒冷季节发病率更高。发病因素有高血压、糖尿病、高血脂、心房颤动,还有吸烟饮酒、超重肥胖等。此外,脑动脉瘤破裂、脑动脉畸形、颅脑外伤均可导致脑出血。

脑卒中可造成永久性的神经损伤,脑卒中的临床表现主要取决于受损的脑组织部位、受影响的脑组织范围以及卒中的原因。缺血性脑卒中的症状常表现为一侧肢体无力、麻木,口角歪斜,说话不清或理解语言困难,视力模糊或双眼向一侧凝视;而出血性脑卒中则常表现为头晕头痛,恶心、喷射样呕吐,肢体瘫痪和意识障碍。卒中的症状轻者可能难以察觉,但更多情况下,脑缺血症状严重且容易落下后遗症。早发现早诊断早治疗,对患者的预后和康复越有利,这就是出现卒中症状必须要迅速到医院就诊的原因。

人在日常生活中出现以下症状,很可能就是脑卒中的警惕信号,这些信号概括起来是一个简单的单词"FAST":F——face(面部),面部看起来不对称,口唇歪斜;A——arm(手臂),一侧肢体无力或麻木;S——speech(说话),突然出现言语不流利;T——time(时间),时间就是大脑,时间就是生命。大家要牢记"fast"原则,即判断是否出现一侧面部以及口角歪斜、是否出现肢体软弱无力、两只胳膊是否都能抬起,是否出现言语不清,如果你察觉到上述任何一种症状的出现,抓紧时间打急救电话立刻就医。

缺血性脑卒中与出血性脑卒中的治疗方式南辕北辙。缺血性脑卒中的溶栓最佳时间窗为发病4.5小时内,需尽快送医院确诊,一旦延迟就诊,就只能选择保守治疗方式。针对缺血性脑卒中的治疗方式,包括急性期的溶栓治疗或介入机械取栓、抗凝治疗、改善脑循环等治疗。针对出血性脑卒中的治疗方式则是另一套办法,包括控制血压、降低颅内压,以及严重脑出血患者的外科手术治疗(如去颅骨减压、清除血凝块、脑室穿刺引流术等)。

» 预防小贴士

1. 告别不良的生活习惯　戒烟限酒,作息规律、避免熬夜,保持充足的睡眠等良好的习惯都有利于预防脑卒中。

2. 健康饮食　日常生活中多吃蔬菜水果、低盐饮食、少吃肉类、均衡搭配,肥胖者须减肥,控制体重在合理范围。

3.生命在于运动　要依据个人情况制订合理的运动计划,适度锻炼。

4.控制血压和血糖　高血压和糖尿病是脑卒中的重要危险因素。有效地控制血压和血糖,可以有效降低卒中发病的概率。

运动性猝死

第十节 ——健身房里的意外

　　有些人将"生命在于运动"奉为金科玉律，不停地标榜自己可以跑多少次全程马拉松，可以提起超重的器械，甚至泡在健身房里没日没夜的练肌肉。这种运动观随着健身房的火爆而蔓延至全国乃至全世界。虽然现在的年轻人大多过上了不爱运动的"宅"生活，容易对身体产生不好的影响，但并不意味着过度运动值得肯定。

　　2018 年的一个下午，某健身房里，一名 35 岁健壮的青年男子正在挥汗如雨地练杠铃，临近结束时，突然感觉不适，随即出现恶心、呕吐，几秒钟后，男子摔倒在杠铃上。他被送到医院时血压已经测不出，也没有脉搏和呼吸。我们当即给患者进行了气管插管、心脏按压等抢救措施，但最终还是没能阻止死神的来临，这名患者遗憾离世。

为什么这个体型健壮的青年男子会出现运动后猝死呢？据事后患者家属反馈，最近一段时间该患者身体常有不适感，前一天熬夜工作到很晚，第二天去健身房进行了大强度的训练，随后发生了意外。

健身的初衷是锻炼身体、缓解压力，从而使得身心愉悦。然而，超身体负荷的运动却容易对健康造成伤害，尤其是心血管损伤，如出现运动型心肌病或者诱发运动型心律失常等。2010年加拿大蒙特利尔的血管峰会上公布过一项研究数据表明，虽然经常锻炼能降低心血管病30%～50%风险，但马拉松引发心血管病的风险会提高7倍，这其中冠心病、肥厚型和扩张型心肌病、心脏瓣膜病、心肌炎等，是造成运动性猝死的第一位死因。在正常人群中，过度运动使心肌得不到充分休息，可造成交感神经风暴发生致命性心律失常可能。心肌肥厚、心率减慢等情况发生在年轻人身上，可能很难被重视，因为年轻人自身代偿能力较强，没有表现不适的症状，但这并不意味着其心脏就一定是正常、健康的。当达到某一个阈值的时候，情况就会急转而下，很可能付出生命代价。

大家对运动性猝死的新闻或多或少都有一些了解，健身房里的意外、足球场和篮球场上的运动员猝死、马拉松终点前的运动员猝死等，一条条鲜活生命的离开真是令人扼腕叹息。

运动性猝死是在运动中或运动后一段时间内发生的非创伤性死亡。尽管运动性猝死的发病率很低，但无征兆、起病急、来势凶猛、进展迅速和难以救治，后果往往极为严重。其病因主要为心源性和脑源性，心脏性猝死更为多见，约占60% ~ 85%，常见于冠心病、肥厚性心肌病等。随着夏日运动潮的兴起，热射病已成为运动性猝死的第二大原因。体温调节紊乱可导致完全健康的人发生死亡，剧烈运动尤其是耐力项目在热环境下进行时更易发生热射病，时有报道战士、消防人员等因热射病导致多脏器官功能衰竭而导致死亡。

1. 运动性猝死的先兆　发生运动性猝死前，大多数患者会出现发热、胸痛、胸闷、胸部压迫感、头痛、气急，肠胃不适、腹泻、极度疲乏等前期症状，因此，发现运动者脸色发白同时出大汗或脸色发紫时，要劝他停止运动以免发生意外。

2. 运动性猝死的急救　判断意识、脉搏、呼吸后立刻行心肺复苏,因为心脏骤停一旦发生,如得不到及时地抢救复苏,4~6分钟后就会造成患者脑和其他重要器官组织的不可逆损害,因此心脏骤停后的心肺复苏必须在现场立即进行。

3. 运动性猝死的高危人群

（1）既往有心脏病的患者。剧烈的高强度运动,需要心脏强力的收缩和扩张,心脏有问题肯定不能承受这样的强度,所有心脏有问题的人千万不要从事剧烈运动!

（2）感冒未愈者。感冒后剧烈运动,容易感染一种由柯萨奇病毒引起的心肌炎。因此,切忌感冒后进一步运动劳累!近期,新冠肺炎疫情肆虐,许多戴着口罩锻炼引发猝死的案例时见报道。

（3）高血压或心律不齐的人。超负荷的运动容易导致血压急升和心律失常。

（4）糖尿病患者。超负荷运动容易诱发低血糖,而且糖尿病患者也常常合并心血管方面的问题。

（5）肥胖人群。身体虚胖或过度肥胖的人,运动时要控制运动量,不要太激烈,肥胖的人通常会隐藏一些潜在的心血管疾病,如果剧烈运动诱发心血管等疾病,那将是非常危险的。所以肥胖的人运动时要注意方式、方法及运动时间。

（6）未经系统训练和平时体质较差的人群。过大运动量容易加重本来就很脆弱的心脏的负担,极易引发意外。

（7）年纪过大的老人。

4. 量力而行、享受运动　运动性猝死的诱因是运动,不运动确实不会发生运动性猝死,但是长期不运动或极少锻炼身体也会带来其他的问题。运动性猝死的发病率低,没有无缘无故的运动性猝死,大多运动性猝死的患者往往同时合并相关心脑血管疾病。因此,首先要对自己的身体情况进行正确评估,科学地运动锻炼,一定要量力而行。在运动中出现胸痛、头晕、气短、脸色发白同时有出大汗等症状时要立刻停止运动,需引起自身重视并至医院进行相关检查,这样才能规避心脏意外的风险,充分享受运动带来的健康与欢乐。

» 预防小贴士

1. 定期体格检查,有运动禁忌者要量力而行。

2. 坚持科学锻炼,提高心肺功能。

3. 久蹲后要慢慢站起,若有晕厥先兆,应立即俯身低头或平卧。

4. 疾跑后应该继续慢跑一段时间,并作深呼吸,逐渐停下来。

5. 避免在高温、高湿和无风环境下长期训练和比赛。

6. 饥饿或空腹时不宜参加运动。

7. 长时间运动要及时补糖、盐、水。

8. 不宜采用在水下闭气的方式做长距离游泳;举重时,要避免过度憋气。

9. 剧烈运动后应休息半小时再淋浴。

肥胖带来的悲剧

"云想衣裳花想容,春风拂槛露华浓。若非群玉山头见,会向瑶台月下逢"。这首诗生动地表达了李白对杨贵妃惊艳外表的欣赏与爱慕。在万国来朝、繁华昌盛的盛唐,杨贵妃丰腴的美曾惊艳了那个时代,甚至无数文人骚客都为她留下了脍炙人口的文章。现代社会对美的理解有着更多的个性化和多元化的解读,但是肥胖在医生眼里,确实存在健康隐患。

2013 年的某个晚上,那天我正值夜班,一辆小轿车直唰唰地停在急诊科门口,紧接着从车上下来一名酒店服务人员,给后座的人打开门。我们立即推车迎了上去,看到一位 200 多斤的体型肥胖的中年男子在躺在车里,双眼紧闭,呼之不应。我们几个人费了好大力气才把他转运到抢救区域,然后开始抽血检查。结果显示:乳酸 > 15mmol/L(提示致死性高乳酸血症),静脉血提示乳糜血,胰腺功能指标成倍升高。当时我脑子里马上闪过好几个诊断:急性重症胰腺炎、乳酸酸中毒、高脂血症。很快患者就出现呼吸心脏骤停。虽然经过持续的抢救,但很遗憾,患者最后还是离开了我们。通过追问病史,我们发现患者生前喜欢吃甜食、少运动,既往有脂肪肝、冠心病、糖尿病,几天前曾出现过胸闷、憋气症状,但缓解后他并未当回事。对自身健康的不关心最终导致他英年早逝。他虽然罹患多种疾病,但最根本的原因还是在于过度肥胖。

肥胖已成为影响人类健康和生活质量的头号杀手。它不仅影响美观和我们的心理,同时也会引起一系列慢性病。许多人因为肥胖而产生自卑心理,严重者可有自杀倾向。不仅如此,肥胖会导致代谢功能的异常,包括三高:高血糖、高血脂、高血压及相应的并发症,还有骨关节病及反流性食管炎,甚至不孕不育都与它相关。2019 年世界卫生组织(WHO)向全世界宣布:"肥胖症将是全球首要疾病,是重要的健康问题"。俗话说"皮带宽一寸,寿命减 10 年",通过一些干预手段达到减重目的可有效降低上述疾病的发病率。因此,肥胖也是病,治病先减肥。

肥胖是指人体一定程度的明显超重与脂肪层过厚,是体内脂肪积聚过多而导致的一种状态。肥胖不是指单纯的体重增加,而是体内脂肪组织积蓄过剩的状态。肥胖可分为单纯性肥胖和继发性肥胖两大类,平时我们所见到的肥胖者多属于前者,单纯性肥胖所占比例高达99%。单纯性肥胖是一种找不到原因的肥胖,医学上也可把它称为原发性肥胖,可能与遗传、饮食和运动习惯有关。

判断肥胖的标准是什么?

目前常用的肥胖判定是体重指数(body mass index),简称BMI,又译为体质指数。具体计算方法是以体重(千克,kg)除以身高(米,m)的平方,即 $BMI= 体重(kg)/[身高(m)]^2$

	体重过轻	健康体重	超重	肥胖
BMI	< 18.5	18.5 ~ 23.9	24 ~ 27.9	> 28

肥胖易导致的疾病:①心脑血管病:肥胖与血脂异常、动脉粥样硬化、血栓形成、心脏损害等密切相关,这些损害都会增加高血压、冠心病、卒中、房颤、心力衰竭等一大批心脑血管疾病发生的风险;②睡眠呼吸障碍:肥胖已经被证明是睡

眠呼吸障碍最主要的罪魁祸首之一；③胰腺相关疾病：肥胖与胰腺疾病关系密切，肥胖会增加胰腺炎、糖尿病、胰腺癌的风险；④骨关节病：肥胖可导致骨关节承重增加，易出现劳损性病变；⑤反流性食管炎：饱食或摄取高脂饮食引起一过性食管下段括约肌松弛，造成食管内胃酸反流，并且肥胖或体重增加，易引起食管裂孔疝从而导致反流性食管炎的发病率升高；⑥不孕不育：肥胖导致不孕不育的原因之一是内分泌失调导致生理方面不健康。所以肥胖不治，多种疾病就会自己找上门来。对于肥胖的人而言，体重管理是一辈子的事情，关键点是培养健康的生活习惯、合理膳食以及坚持适量的运动锻炼。

» 预防小贴士

1. 预防为主　平时注意控制体重，有基础疾病的肥胖者要积极预防和治疗，如胆道疾病、胰腺疾病，特别是结石性胆囊炎、肠道寄生虫等。

2. 改掉不良生活习惯　杜绝暴饮暴食，杜绝酗酒，避免过重的体力劳动及过度疲劳。

3.饮食方式　平时要规律进食,少食多餐,做到平衡膳食和合理营养,严格限制脂肪摄入量,忌高脂肪及油腻食物,宜进食易消化的碳水化合物类食品。

第十二节 要命的感冒发烧

2020 年年初，整个中国被新冠肺炎疫情按下了暂停键。工厂停工、学校停课、商场停市，这一切都与小小的病毒有关。新型冠状病毒给全世界人民都狠狠地上了一课，每个人都生怕身边感冒发烧症状的人会成为新冠肺炎确诊案例，一时间，谈"感冒"色变。

记得 2018 年的一个大清早，一位壮实的年轻小伙儿独自来到我的诊室。他自诉感冒已有 10 余天，自己曾去药店购买过一些感冒药服用，仍然时有反复发热，最近两天症状更是加重了。通过查体，我发现小伙下肢有水肿，两肺听诊有啰音，发现这不是一个普通感冒就能解释的病症,可能合并肺部感染、心肾功能不全等疾病,就建议他做一个完善血常规、血生化及心电图、心脏超声及肺部 CT 等检查检验。他不是很情愿,并向我说明了情况。原来他是一名大四学生,平时身体很好,爱好运动,篮球、足球样样在行,还参加过马拉松比赛。最近半年,他为了准备硕士研究生考试,经常学习到凌晨两三点,早上八点再起床学习,活脱脱一个拼命三郎。我将化验检查单放在他的手里,嘱咐他赶紧检查。离开诊室时,他嘟囔着说:"这就是一个感冒,给我开点药、输点液就行了,你们医生就会开单子,根本没必要做这么多化验检查了,我就是个穷学生,没有钱,也没有时间,我还要考研呢。"见他许久未归,我有些着急,处理完手头上的患者就出来找他。这时一辆 120 开到了急诊门口,他在躺在上面,面色苍白,大汗淋漓。120 的医生说,有人打急救电话说他晕倒在路边。我赶紧招呼护士给他量个生命体征并完善心电图。心电图提示为非特异性 ST-T 改变,伴有室性早搏、房室传导阻滞、心动过缓,心率只有 40 次/分。一个念头跳到我脑海里,这是一个病毒性心肌炎患者,于是申请急救绿色通道帮其完善相关检查。检查结果提示,他的心肌收缩力有明显下降,血清肌钙蛋白等心肌酶指标含量也高出了正常人近 500 倍,心肌受损情况非常严重。这种心肌炎多发生于"感冒"或拉肚子之后,是由于病毒引起自身免疫反应,对心肌造成了损害。不久,老师和家长也都赶到了医院。我们告知家属,患者病情很重,还有继续恶化的可能,严重的病毒性心肌炎会诱发恶性心律失常、急性心力衰竭，抢救不及时甚至会引发心脏骤停。小伙子很快住进了重症监护室，病情还在进展，喘憋症状加重、不能平卧、咳出大量粉红色泡沫痰、尿量也不多。考虑到他的心衰症状严重并且纠正效果不理想，重症监护室的医生为他做了气管插管等抢救措施，但效果依旧不理想。最终他不得不用上体外膜肺技术（英文缩写 ECMO，是一种改良的人工心肺机）。经过长达一个月的治疗，病情逐渐平稳，患者的心脏功能逐渐恢复。谈起自己这段生病的经历，他后悔不迭，不仅花费了大量的金钱，还错过了研究生考试，好在生命保住了，一切还有从头再来的机会。

—急诊医生说—

病毒性心肌炎是一种由多种病毒侵犯心脏从而导致心肌损伤、心功能障碍和心律失常的疾病。在引发疾病的各种病毒中，引起肠道和上呼吸道感染的病毒最为多见。病毒性心肌炎患者往往先出现感冒或流感症状，症状逐渐好转或消失后，心脏异常的征象开始显现。轻度病毒性心肌炎患者通常会出现心动过速或缓慢等症状，一般可通过心电图发现心肌缺血改变，此时给予营养心肌的药物，并进行对症治疗，通常 1 ~ 2 周可治愈。但重度病毒性心肌炎病情凶险，死亡率可达

70% ～ 80%，患者可能在数小时或数日内死亡。

心肌炎症状常多发于年轻人。其原理可能为当病毒入侵体内，免疫系统消灭病毒的过程中，反应过强，会使一些正常的心肌细胞也受到损伤。秋冬交替的季节是心肌炎的高发阶段，此时气温波动较大，正是流感病毒肆虐时期，再加上长期熬夜、不注意休息，感冒后就很容易诱发病毒性心肌炎。感染病毒是诱发心力衰竭的首要诱因，很多年轻的心肌病患者，往往最开始的症状就是感冒咳嗽，并没有引起重视，但是如果治疗过程中出现胸闷、心悸等症状，就要考虑病毒性心肌炎的可能了。

» 预防小常识

1. 避免贪凉露宿，注意饮食卫生，预防肠道和呼吸道感染，尽可能避免病毒性传染病。

2. 长时间感冒不愈可能会引发病毒侵袭心肌，尤其是 20 岁左右的年轻人更易中招。感冒后要多喝水、注意休息，保证全面均衡的营养，不要劳累，更不要剧烈运动。

3. 如果感冒症状一直持续，并伴随出现心悸、气短、胸闷等症状时，一定要重视并尽早就医。

第十三节 热死了也是病

"冬练三九，夏练三伏"，原本是形容一个人的勤奋的。不少机构在三伏天进行强训练，虽然可以锤炼个人的意志，但也埋下了热射病的隐患。随着空调和电风扇的推广应用以及"温室效应"导致的全球气温变暖，现代人越来越无法对抗烈日炎炎的炙烤。

七月流火，刚从外面办事回来的护士小婷，埋怨道："这鬼天气热死个人了"。抢救完患者坐下补医嘱的王医生一听，坐不住了，赶紧制止小婷的"胡言乱语"。这时，一辆急救车急停在急诊室门前，"患者浅昏迷，体温41.0℃，心率130次/分，血压 80/60mmHg,血氧饱和度 78%,呼吸微弱,颈动脉搏动尚可触及。"一边的抢救工作在紧张而有条不紊地进行着,另一边的医生已经和患者的同事了解了基本病情。患者老高,男,47 岁,工人,干活十分卖力,轻易不休息,今天更是顶着 39℃的高温在工地上劳作了至少 6 个小时。30 分钟前工友发现患者推车的步伐明显缓慢,左右摇晃,忽然倒地、抽搐、叫不醒,赶紧送往医院。根据我们的判断:老高这是得了"夏季常见病",高温下长时间作业导致中暑了!化验结果也证实了我们的判断——老高的肝功能、肾功能、心肌酶谱、凝血功能、脑功能均受到了严重影响,幸运的是,通过及时的降温、补液等治疗后,老高不仅意识恢复了清醒,身体各项指标也恢复了正常。

从医学角度上看,老高的病应称之为热射病,即严重的中暑状态。那么热射病或者说中暑是如何发生的呢?如果把人体当做一台电脑的话,大脑就是"CPU",而位于大脑深部的下丘脑就是"CPU"的热控制模块,主要通过调节机体的产热和散热来维持人体体温的相对稳定。产热高于散热会导致"CPU"温度升高,一旦温度超过阈值,人体就会出现发热的表现;产热低于散热会导致"CPU"供能不足,容易出现"开不了机"的情况,人体表现为基础代谢下降,各项身体机能处于停滞,一旦超过阈值,人体会进入"亚低温"状态。夏季高温(> 32.0℃)、高湿(湿度> 60%)和无风的环境中,由于长时间的工作或强体力劳动,同时又缺乏对高热环境的适应,机体产热量增加,下丘脑首先被启动,通过使人体大量出汗的方式来维持机体的体温相对稳定。但是随着机体出汗增加,会导致水、盐大量丢失,而补充的水分不足就会导致人体的"水冷系统"因缺乏足够的容量而停止工作,人就会逐渐感觉不适、体力不支、头晕头痛、口渴,此时的状态可称为"轻度中暑",休息及适当补充水分及电解质可有效缓解症状。倘若仍坚持高温作业、持续超负荷运作,就会导致"CPU"损毁——即人体体温调节中枢进入"瘫痪"状态,机体无法排汗散热,体温调节平衡随之被打破,体温持续升高,甚至高于40.0℃,灼烧肌肉与内脏,导致高热、无汗、昏迷、四肢抽搐等症状的发生。

热射病是非常危险的,病死率可达20%～70%,若是50岁以上患者可高达80%。决定预后的不只是发病初始体温,还包括高温持续的时间,或者称之为降温的速度。如果发病30分钟内可以迅速降温至40℃以下,通常不会死亡。昏迷超过6～8小时或者有弥漫性血管内凝血(DIC)者,通常预后不佳。若是就医延迟或者未积极降温,病死率可明显增加。

炎炎夏日,酷暑难耐,老百姓最经常埋怨天气的一句话就是"快热死人了",其实在炎炎夏日中,热死人是真事,多地都出现过热射病致死的病例,近期我院急诊就收住过几例热射病患者,情况都非常十分危急,好在最终都转危为安。对于这种疾病,只要我们提高认识,基本上就可做到可防可治。

通俗一点地讲,热射病就是重症中暑,全身体温过高,身体多个器官都被"烧坏了",因为多个器官都被"烧坏",所以病死率高,是一个非常凶险的疾病。专业点讲热射病是以核心体温升高(大于40℃)、中枢神经系统功能障碍(如谵妄、惊厥、昏迷)为特征,是中暑最严重的一种类型,其特点为发病急、病情进展快,如得不到及时有效救治,病死率高。如有暴露在高温下作业或者长久待在通风不良的高温室内等相关病史,头晕、头疼,体温达40℃以上,全身潮红或者苍白、无汗,出现意识模糊等症状的患者,要高度怀疑得了热射病。热射病根据发病时患者所处的状态及发病机制分以下两种:

1.劳力性热射病 多发生在青壮年人群,从事剧烈运动或体力劳动后数小时发病。患者大量出汗,心率160~180次/分,病死率高。

2.非劳力型热射病(经典型) 在高温环境下,多见于居住拥挤和通风不良的城市老年体衰居民,是因体温调节功能障碍引起散热减少的致命性急症。此型也见于年幼、年长及有慢性基础疾病者。

热射病的家庭处理措施:一旦发现热射病疑似患者,立即将患者转移到阴凉处,保持周围环境通风,解开衣扣、腰带,拉开上衣,达到迅速降温的目的。如果身边有凉水,可以通过凉水擦浴来降温,有条件者可把患者头部以下躯干及四肢部位浸入凉水中加速降温。若患者意识模糊,在进行上述操作的同时,不要给患者喝水及喂食、喂药,并应取昏迷体位——把患者的身体摆放为右侧卧位或左侧卧位,以防止呕吐物或分泌物误吸。在进行家庭处理的同时,要尽快通知急救中心或拨打120急救电话,以获得专业医疗救治。

生活中难免有许多思维定式,对于中暑常有如下误解:

1.只有天气热才会中暑 天气热确实可能引起中暑,但有时温度不高,也有中暑的可能。比如坐月子怕风的陋习,还有一些感冒发热用被子捂汗的错误方法,都会影响机体散热过程,导致体内热量短时间急剧增加而诱发中暑。

2. 只要不在阳光直接照射的地方就不会中暑 大家都知道高温天气里,在阳光直射的室外容易引起中暑,却忽略了很多老人在通风不良的家中因晕厥送医后却诊断为热射病的案例。由于身处通风不良的房子,部分老人出于省电的目的而拒绝在高温天气下使用空调或风扇,造成局部空间内高温高湿,从而导致中暑的发生,这也是老人发生非劳力性热射病最主要的原因。

3. 喝水就能解暑 炎热夏季,室外工作和运动导致大量出汗,丢失的不光是水分,同时伴有氯化钠等电解质,此时单纯大量喝水,会导致机体出现稀释性低钠血症。因此,建议少量多次饮水,且最好服用补液盐或者淡盐水,运动饮料也可以。

4. 中暑昏厥掐人中 其实掐人中毫无急救作用并且会导致失去意识的伤者气道更加不通畅,有一定危险。如果合并有凝血功能障碍,人中位置会出现淤青,一旦破溃,感染不易控制。正确做法是立刻转移到阴凉处,马上解除衣物并物理降温,抓紧时间送医院就诊。

5. 藿香正气水是治疗中暑的良药 中暑的致病机制是机体脱水、电解质丢失、散热障碍,应该针对病因和症状相应处置。阴凉、冷水、风扇降温,补充电解质饮料才是最根本、最有效的治疗手段。藿香正气水的主要机制是通过排汗调节机体散热的。轻度中暑时,藿香正气水有一定效果。如出现热射病时,体内散热通道近乎封闭,藿香正气水则易加重病情。

6. 口服退热药以降低中暑所致的高温 市面上常见的退热药几乎均为非甾体类解热镇痛药物,其作用机制是抑制机体内前列腺素的生物合成,对于感染性发热等效果明显。而中暑所致的高温属于下丘脑体温调节中枢功能失常引起的高热,用退烧药效果差。

» 预防小贴士

1. 避免高温下长时间室外运动或工作 这是避免热射病的最佳措施,所以想减肥锻炼的人可以选择夏季清晨或室内,运动强度和时长要合理控制。特殊行业者,如战士、消防队员等一定要注意及时补充水分、电解质和能量。老年人或小孩要注意环境通风,避免久处于高温高湿环境中。

2. 及时补充水分　高温天气里,不论运动量大小,都应该在运动前、运动中、运动后多次补充水分,而不应该等到口渴时才喝水。如需在高温的环境中进行体力劳动或剧烈运动,建议至少每小时喝 2 ~ 4 杯水(500 ~ 1 000ml)。水温不宜过热、也不宜过凉,以防止引起胃肠道痉挛。喝什么水呢? 含有盐分和矿物质的水为佳,这样的水可以补充体内因大量出汗所流失的电解质和微量元素,不建议饮用像汽水、奶茶等含有大量糖分的饮料,因为多余糖分不被人体吸收直接从人体尿液排泄导致人体内更多的水分流失,反而得不偿失。

3. 多关注自身健康状况　身体基础状况不佳的人群,尤其是高龄合并有心脏病、糖尿病、高血压者,应当避免夏季劳作。那些长期从事户外体力劳动者,或者夏季进行夏训的官兵战士,应注意每天工作量及训练强度。尤其是最近有身体不适者,即使只是感冒发烧呕吐腹泻等症状,我们也强烈建议暂停训练,并多休息、保证平时水和电解质的补充。如果大家在体力劳动时出现头晕乏力、胸闷、眩晕、醉酒步态以及身体无法耐受时,千万别抱有侥幸心理,需及时停止劳动,立即躲进清凉通风处,解开自身衣物,开始小口多次饮水,凉水擦浴,并进一步前往医院治疗。

4. 学会适应夏季高温　要想提高自己对夏季天气的适应力,我们应该在清晨或傍晚去室外进行适量活动,以帮助机体增加对夏季高温天气的耐受力。夏季需进行室外劳动或训练的人群，应避开高温时段，根据实际情况逐渐适度增加劳动强度和时长，即进行热习服（也称为热适应）的锻炼。

5.避免再次中暑　若是近期发生过中暑者，当身体状态恢复后，应在接下来的数周内避免阳光下剧烈运动，密切关注自我身体状况，避免再次中暑。

6.注意夏季汽车内的高温　热射病不仅会发生在上面提及的情况下，还有一个特别容易被忽略的热射病诱因：室外的汽车内。每年夏季幼儿被父母留在车内或遗忘在车内导致不幸离世的新闻报道层出不穷。美国的一项研究表明，当气温到达35℃时，阳光照射15分钟，车内温度可达到65℃；而在澳大利亚昆士兰州的某个汽车俱乐部也做过相应的测试，汽车在阳光下停放1分钟，车内温度可从19℃上升至30℃，7分钟后车内温度可达40℃以上。有的家长是无心之失，而另一部分家长觉得开窗可以缓解车内温度上升且自己很快就能办完事回来，遂将儿童遗留至车内。残酷的现实表明即使打开车窗，温度上升的趋势并不会得到有效缓解，所以再次提醒各位家长一定不要将小朋友遗留在车内。

第十四节 寒气逼人，预防冻伤

寒冬腊月，银装素裹，忙碌了一年的人们也即将迎来新年的祝福。中国有句古话，叫做"债不过年"，所以每年到了这个时候，也是大家伙应酬最多的时候。既然应酬，那么免不了会喝多。中国的北方经常大雪纷飞，每年都会有不少因喝多在路边被发现冻毙的尸体。我们也许会觉得这种事不会发生在自己身上，但真的当灾难来临之时，却是谁都无法预料。

记得有一年的腊八的清晨，北京的天尤其冷，铺满地面的雪告诉我这并不寻常。已忙碌一整夜的我本以为可以安心准备交班事宜了。一阵救护车独特的声音打断了我的思绪，急救员小跑着把患者推向抢救间，高声汇报着，"三无人员，身份信息不详，年龄大约 60 岁，今晨 5 点左右患者被环卫工人发现倒在十字街花坛旁，全身蜷缩在一起，环卫工人叫了他几声毫无反应，全身湿冷肌肉僵硬"。我立即上前查看，患者嘴角尚有食物残渍，可以闻到浓浓的酒气，推断其可能饮过酒并有酒后呕吐，酒后昏睡街头冻伤的可能性大，遂立即给予患者各种紧急抢救措施。因未能联系上家属，抢救大约进行了两个多小时，患者体温始终不升，自主心律一直未恢复，我只好宣布患者临床死亡。在警察的帮助下，我确认了患者身份并联系上了家属。患者的妻子及儿女赶到医院，了解了具体的经过后，流下了悔恨的泪水。原来患者昨天晚上跟老伴因琐事怄气，争吵了几句就出门找朋友一醉方休去了，儿子曾给他打电话，他说就在朋友家不打算回去了。儿子劝不过，谁曾想他竟喝醉酒没有留着朋友家里，反而倒毙在冰天雪地里。最后尸检结果回报，排除了酒精中毒死亡，最后的死因是醉酒后低体温。

生活条件差的年代，即便是祖国南疆的广东也有"冻死人"的报道。随着生活条件的日益改善，冻伤致死的病例相对于以往已经越来越少了。近年来除新疆、内蒙古、黑龙江这些冬季严寒地区外，仅有少量拾荒者冻伤报道，但醉酒等意外导致的冻伤致死案例却隔三差五就见诸报端。

在我们身边，有一种叫做液化石油气工人的职业，不分地区，不论季节，仍面临着冻伤甚至冻死的风险。他们接触的高压低温液化石油气有高灼伤、高冻伤的特点。高压低温液化气致冻伤的机制是由于液化气的汽化潜热（液态变为气态时需要吸收周围热量），液化气的沸点范围较低，在 0℃以下，经加压而成为液体贮存在一定容器内部，一旦设备、容器、管道或阀门等发生泄漏，液化气喷出，由液态急剧变为气态，便从周围的环境中大量吸热而造成低温，若液态石油气喷溅到人体上便会造成冻伤。

急诊医生说

冻伤是由于寒冷潮湿引起的人体局部或全身损伤。轻时可造成皮肤一过性损伤，需及时保温处理；重时可致永久性功能障碍，需进行专业救治。严重时可危及生命，需紧急抢救。随着生活条件的提高，冻伤致死的情况已是偶见发生，但局部冻伤的案例却并不少见。

1. 冻伤的分类　冻伤包括局部性冻伤和全身性冻伤。局部性冻伤则包括冻疮、战壕足、浸泡足等类型；而全身性冻伤又可细分为冻僵与冻亡。

2. 冻伤好发部位　手、足、面部、耳朵等。

3. 冻伤易患因素　慢性疾病、营养不良、饥饿、高龄、酒醉等。

4.冻伤的症状　皮肤冰冷、麻木,皮肤可能呈白色或灰色,摸起来感觉坚硬或像蜡状。受累区域活动困难,可有血液或其他液体的水疱,有些患处皮肤可呈黑色——这是严重冻疮的征象。

5.冻伤的急救　冻伤救护原则是尽快脱离低温环境、保暖,尽可能将冻伤人员送往专业医院进行救护。而早发现、早处理则是治疗冻伤、避免组织损伤甚至截肢的关键。

遇到冻伤患者,首先应让其迅速脱离低温现场和冰冻物体,并尽快移至室内。全身体温过低的伤员,为促进复温,可采用全身浸浴法,水浴温度保持在 35 ~ 42℃之间。患者局部冻伤时,将该区域置入温水（37 ~ 39℃）中,水温应适宜,以健康皮肤触之舒适为准。如果采取这些步骤后症状仍未好转,需尽早前往医院。

» 预防小贴士

1.重视耐寒锻炼,提高机体耐寒能力　人在寒冷环境中进行较长时期的锻炼之后,机体可发生一系列生理方面的变化,会明显提高机体的御寒能力。耐寒锻炼应循序渐进、持之以恒。

2. 做好物质保障准备　在入冬之前,对个人的冬装进行检查,冬装必须合身,鞋子要稍大一些,要有鞋垫,能防雪。不要穿潮湿、过小的鞋袜,要勤换鞋垫,每天睡前要用温热水洗脚。

3. 勤活动手脚和揉搓面部、耳鼻　低温环境里,不要长时间静止不动,不要在无防冻准备时单独外出,不要赤手接触金属。每日热水泡脚,促进足部血液循环。

4. 改善膳食结构,增加脂肪的供应　冬天,应适当多吃些有防寒作用的食品,如羊肉、狗肉等。大量饮酒或醉酒后,尽量避免外出。

5. 避免加重伤情　不要在冻伤后用火烤、雪擦、冷水泡和捶打患处。

6. 药物预防　可取桂枝 30g、干姜 15g、茄子根 100g、干辣椒 15g,水煎泡洗患处。此外,云南白药、正骨水、风油精、复方丹参液、跌打丸等可根据病情选用。

7. 高压低温液化气灼伤防护　在生产过程中要严禁液态的石油气直接接触人体。货物作业期间,按规定穿着防护服和戴防护目镜,避免液化气喷溅到人体和眼睛造成冻伤;穿戴手套等防护用具,避免直接与低温货物管线设备等接触;按正确的方法使用滑管式液位计,在拆卸货物软管或装卸臂时,多加小心,避免被液相管内喷出的液态气冻伤;居民使用液态气钢瓶时应置于通风处,不得置入橱柜。

第十五节

轻微精神异常，躯体疾病的前兆

"世人笑我太疯癫，我笑他人看不穿。"唐寅写这首诗的时候距离科场遭诬仅仅过去六年。曾经志在四方的青年已落魄成一个乡间"酒蒙子"。无论后人给予他多么崇高的评价，他的艺术作品价值多么的高，恐怕他的后半生都无法掩盖内心的落寞。从医学角度上讲，当一个平时精神稳定的人突然变得不能理解，那么这个人有可能出现精神行为异常。作为一名急诊科医生，我知道这些精神行为的异常往往意味着一个人生理健康发生改变的信号，一旦忽视会导致严重后果，因为这种看似轻微的异常随时可能伴随更严重的病情变化。

2018 年的一个寻常上午，一位 70 多岁的老爷子走进了我的诊室，陪伴他的是他的女儿。此时，我并没有意识到这个患者会给我带来多么大的冲击。我简单询问了几句病史，老爷子不发一言。他的女儿告诉我，老爷子之前非常开朗，热爱与人交流，最近这几天突然不爱说话，偶有头痛，别的科挂不上号，所以先请急诊科医生诊治一下。我仔细检查了一下发现后脑勺有一肿物。追问病史，患者 3 天前睡觉时掉到了地上，于是我让患者先做个头颅 CT。不一会儿，放射科的医生给我打电话，说这个患者在做 CT 的时候突发心跳骤停。我赶忙带着护士去把他接回急诊室抢救。经过一阵抢救后，患者恢复了心跳。但遗憾的是，患者颅脑内大量出血，已形成脑疝，缺乏手术机会，最后家属放弃了治疗。家属在与我们沟通，言语中满是悔恨。"应该早点带他来看病的。"正是因为咱们普通老百姓缺乏医学常识，总觉得是小毛病而缺乏重视。如果家属重视患者的精神异常，早些带他来就诊，也不至于连手术的机会都没有了。

不要以为只有外伤导致的精神异常才需要重视，内科病也一样会出现严重后果。2015 年的一个早上，刚刚交完班。分诊护士搀扶着一位老太太进了急诊抢救间，告知是一个谵妄的患者，旁边还有一个小伙子拎着大包小裹一起跟进来。我赶忙走上前去，询问病史。小伙子告诉我，这位老太太是他母亲，以前有肝硬化病史，前几天上吐下泻，呕吐物和大便都颜色比较深，当时他以为只是简单的胃肠炎,给母亲去药店买了点止泻药和一些调理肠胃的药。可谁知道,昨晚他母亲突然开始说胡话了,行为也有些不正常,这下可把家里人急坏了,连忙一大早送到医院检查。我们给患者做了一系列的相关检查,随后结果回报:肝酶超出正常值十几倍,血氨指标已达危机值,重度贫血,我们高度怀疑是肝硬化食管胃底静脉曲张引起的消化道出血诱发肝性脑病了。此类患者随时可能出现昏迷,甚至呼吸、心脏骤停。好在一切有惊无险。经过积极抢救及保肝降血氨输血等治疗,患者意识逐渐恢复,身体各项指标很快恢复正常。这次患者的生命算是保住了,但我不禁陷入沉思,如果患者的精神异常没有引起重视,不及时来就医,那么患者的结局可能就不会这么幸运了。

这两起案例告诉我们,一定要重视精神状态及行为的异常,即便只是轻微的不正常,也可能是死神的一次的警告。社会竞争压力日趋严重的今天,虽然我们放弃了与家人的陪伴去追求更好的生活,但是我们可以和家人每天打个电话或者视频聊天来表达对家人的关心。这种长期的关心有助于发现家人的细微精神异常,从而发现身体的隐患。

谵妄又称为急性脑综合征,患者常表现为意识障碍、行为无章、没有目的、注意力无法集中,通常起病急,病情波动明显。该综合征常见于老年患者,患者的认知功能下降,觉醒度改变,感知觉异常,日夜颠倒。谵妄不是一种疾病,而是由多种原因导致的临床综合征。

引起谵妄的常见病因

1. 原发于脑部的疾病　如感染、肿瘤、外伤、癫痫及卒中。

2. 作用于脑部的一些疾病　尤其是代谢与内分泌疾病、全身性感染、心血管疾病、肝性脑病、肺性脑病等。

3. 外源性物质中毒　即药物、工业、植物或动物来源的中毒。

4. 滥用成瘾物品而产生的戒断现象　多发生于酒精及镇静催眠药物依赖。

» 预防小贴士

1. 了解易导致精神异常的诱发因素,尽可能避免这些诱因的发生。合理安排饮食,对于有肝硬化、曾发生过肝性脑病的患者避免高蛋白饮食;肾病患者注意食物及水的摄入量。发现精神行为异常及时就医。

2.发生外伤后及时就医,如伤及头部,患者有遗忘及其他精神症状时需留院观察,定期复查。

3.如果患者有基础性疾病,那么治疗基础性疾病很重要。对于肝硬化、肾功能衰竭、肺心病的患者,要注意观察其精神状态、定期去医院复查各项指标。

第十六节　误服「可乐」惹的祸

"天有不测风云，人有旦夕祸福"，现实生活中，我们常常无法确定明天和意外哪一个会先到来。在海南，既有人数众多的百岁老人，同样也会有身体健康的年轻人因为意外导致突然离世的。今天我给大家讲述的是我见过的一个因为误服"可乐"惹出祸的案例。

2014 年的夏天，天气异常的闷热。空调拼命地工作着，丝丝凉意冲淡着我焦躁的心情。这时，救护车上的救护员小张给我打电话汇报着即将到来的患者情况。"农药中毒，心率慢，血压测不出，正在复苏。"我赶紧让同事做好抢救准备。患者小王,20 岁男性,深昏迷状态、全身湿冷、大动脉搏动微弱、呼吸不可闻及、口腔大量分泌物,有臭大蒜味道,肢体肌肉细微颤动,瞳孔缩小成针尖样,初步判断患者是有机磷农药中毒。"立即气管插管,阿托品 1mg 静推,全速补液,准备洗胃。"护士有条不紊地重复我的指令并快速完成。经过紧张忙碌的抢救,患者血压升至正常范围,口腔及气管内分泌物减少,双肺啰音明显减少。看着患者略微平稳的生命体征,我赶忙抽出时间进一步详细询问患者病史。家属面对我的询问,满脸的尴尬,手里还拿着一个可乐饮料瓶,里面散发出刺鼻的农药味,用力闻还有一丝异样的甜味。原来这家人是种芒果的,最近地里虫子很多,就找人私下里买了敌敌畏。敌敌畏是管制农药,所以就偷偷放在了可乐瓶中。患者平时好逸恶劳,基本不参与家里的劳作,从昨晚开始一直熬夜打游戏,早上估计是渴了,喝了不少。听着家属的絮絮叨叨,我的大脑飞速运转:血液灌流,血液滤过(清除体血液中的毒素的一种技术)需要马上进行,毒物检测也要进行,一是明确农药的具体成分,二是判断具体喝了多少农药,有助于对病情及预后的判断。与家属沟通后,我把患者收入急诊监护室继续抢救,5 天后患者睁眼,但仍有躁动,10 天后患者醒来,我们拔除他的气管插管,15 天后患者痊愈出院。

及时的送医就诊以及得当的治疗措施最终挽救了小王的生命,也避免了一个家庭走向破碎。但由于农药都是化工品,对于大多数农药中毒,现代医学基本上没有什么特殊解毒药,只能靠维持各器官脏器稳定,通过自身肝肾排毒,医学上应用血液净化(操作上类似于尿毒症患者应用的透析治疗)排出一部分毒物,但效果因人而异。小王误服的敌敌畏是一种有机磷,临床上致死率非常高。随着相关单位的加强控制以及人们认识的不断增强,有机磷中毒作为少数几种尚有特效解毒剂的农药中毒类型,其发病率及病死率在逐年下降。有机磷中毒起病迅速,如果早期不及时处理,患者很可能未等来医院得到有效治疗就已发生心跳停止。很多其他类型农药中毒就没有这么幸运了,缺乏特效药的后果就是只能对症处理,然后等待机体能否恢复功能。所以农药中毒关键在于预防,对于儿童要加强教育,切忌乱喝饮料,成年人也是如此。

时至今日,儿童把农药当饮料误服的新闻仍屡见不鲜,我也曾碰到捡垃圾的老人把饮料瓶中装有的液体喝掉而中毒抢救的病例。所以希望大家不要用饮料瓶装其他液体,喝完饮料及时把瓶子扔掉,非饮用液体一定要用专用或特殊瓶子装盛,并做好明确标志。

农药主要是指用以消灭和阻止农作物病、虫、鼠、草害的化工品及卫生杀虫剂等的总称。自20世纪40年代以来，随着科技的进步和生产的不断发展，人工合成的农药品种日益增多。目前，全世界约有农药1 200余种，常用的约有250余种。农药中毒是指在接触农药过程中，农药进入机体的量超过了正常人的最大耐受量，对人体各脏器都有不同程度的影响，使人的正常生理功能受到影响，引起机体生理失调和病理改变，表现出一系列的临床中毒症状。

2018年的研究表明，我国80%的农药中毒案例为非生产性中毒，也就是绝大多数为误服或自杀所造成的，而这种中毒死亡率高达7%，比生产性中毒的死亡率高百倍。尽管农药生产者花费大量物力财力去研究生产更安全的农药，但农药的本质依旧是毒杀生物的，所以避免非生产性中毒是预防农药中毒的首要问题。

有机磷农药作为比较经典的一类农药的总称，其中毒者十分多见，口服中毒者在10分钟~2小时发病，吸入者在数分钟至半小时内发病，皮肤吸收者2~6小时发病。典型的中毒症状包括：呼出气体有大蒜味、瞳孔缩小（针尖样瞳孔）、大汗、流口水、肌肉抖动、昏迷等。我们熟悉的百草枯，它就是一种有机磷类农药。作为强效除草剂，它大大减少了农民除草的负担，然而由于百草枯毒性高，5ml 就能达到致死量，一旦中毒，基本上不能救活，所以国家已经禁止生产了。

　　一旦发现农药中毒，我们可以做到：①断开农药源；②脱去农药沾染的衣物；③大量喝清水或迅速洗胃；④催吐或导泻；⑤携带农药瓶或相应的储存物迅速到医院，途中注意保护呼吸道通畅。

» 预防小贴士

　　1. 不喝不明液体　　口服农药危害最大、也最常见，要把家中装有农药的瓶子做好危险标志。同时要明确告知小孩、老人，不要喝不明液体。出门在外，尽量避免喝陌生人递来的水或者饮料等，以免发生严重后果。

　　2. 了解农药中毒途径　　农药可通过口服、皮肤接触、空气吸入三条途径中毒。所以在应用农药时一定做好相关防护，发生中毒后，一定要尽快脱离相关环境并去除污染衣物。

　　3. 早期治疗方法　　口服中毒，一定尽快催吐，大量饮水后用手指或筷子抠喉咙,尽量把毒物呕吐出来,但这只适用于清醒能配合的患者。接触中毒,要用大量清水把接触区域洗干净。呼吸中毒患者,尽快脱离环境。

4. 早送医院 发生中毒后不要以为自己没有问题而等到出现不适症状后再去医院。有些毒物早期对人体的影响显示不出来,等发生问题后再治疗往往延误最佳时机。

5. 不要惊慌 发生中毒后不要惊慌,首先明确服用农药的种类、剂量,及早送往医院。农药的致命性往往与剂量相关,有些农药毒性低,少量服用不会造成太大后果;有些农药的毒性大,小剂量即可造成严重后果。但因为农药是人类生产的,为了减少毒性,往往浓度都被稀释,所以发生中毒后一定要带剩余农药去到医院,给医生作为治疗的参考。

第十七节　毒品——可怕的恶魔

　　毒品，其最初作为精神药物广泛应用于宗教、医疗、祭祀、娱乐等活动中，后随着物理学和化学的发展逐步出现了应用化学物质合成的新型毒品。罂粟科在全世界大约有 38 属 700 多种，主要产自北温带，早在公元前 3400 年，两河流域就已大规模种植。鸦片作为罂粟的加工产品，更是在日常诊疗行为中广泛应用。古希腊的盖伦医生认为它具有解忧、镇痛的效果，可应用于头疼、中风、气喘、咳嗽等疾病中。我们知道两次"鸦片战争"对中国造成了极大的创伤，但其实早在西汉时期，张骞出使西域就已经带回了鸦片。鸦片一度成为皇室显贵追求精神愉悦的顶级奢侈品。17世纪苏门答腊人首先发明了服食熟鸦片的方法，完成了鸦片吸食史上的飞跃性变革，自此潘多拉的魔盒被人类打开了。大麻和古柯碱也以相同的方式完成了从药品到毒品的转变。随着现代医学的发展，1805年德国化学家赛特纳从鸦片中分离出吗啡。1874年英国化学家利用吗啡合成了海洛因。海洛因起初作为具有特殊效果的药物风靡一时，很快因为滥用，对整个世界造成了巨大的伤害。化学合成的兴奋剂、抑制剂及致幻剂在近百年的时间内陆续登上毒品舞台的，但其品种变化和扩张速度之快令世人惴惴不安。毒品一旦沾染，其恐怖的威力会迅速毁掉一个人，使其成为欲望的奴隶。

2018年的一个深夜，急诊科来了一位20来岁的女性患者，口中不停地冒出肥皂泡一样的泡泡，伴有腹胀、腹痛症状，经了解得知：原来该患者是一名吸毒人员，因为吸食、贩卖毒品被公安机关查获，送到看守所等待审判。患者在看守所毒瘾发作后非常难受，实在忍受不了想一死了之，但在看守所内别无其他东西可用的情况下，幼稚地以为喝了洗洁精可以达到寻死的目的，于是喝下了大量洗洁精，喝水后出现了持续"口吐白沫"、剧烈腹胀、腹痛等症状被送来急诊就医，经及时抢救治疗后转危为安。

无独有偶，又是一个夜班，急诊室来了一位30岁左右男性患者，腹痛、痛苦面容，患者是由公安人员送来就诊。据公安人员介绍,患者因为吸食毒品时被民警当场抓获,到派出所后说肚子疼,嚷着要去看病,原来患者在被抓时趁民警不注意将装在口袋中的一枚铁钉迅速吞下,因担心被送去强制戒毒,想以此逃避,患者吞下铁钉后很快出现剧烈腹痛,到医院检查拍片发现胃内有一枚长约 5cm 疑是铁钉样的异物。不久再次检查,发现"铁钉"已经移动到小肠,铁钉尖头紧贴小肠壁,随时可能刺穿肠道,导致肠穿孔,甚至危及生命。患者为了逃避被强制戒毒,不顾生命危险自吞铁钉想要自残、自伤,毒品对人精神的摧残可想而知。患者拒绝手术治疗被带到其他医院就诊处理。

通过上述两个病例我们可以清晰地了解毒品对人的危害到底有多大。一个具有独立人格的个体不会选择吃洗洁精或者吞钉子方式来自残,但毒品成瘾的患者丧失了基本的判断能力,尤其是毒瘾发作后处于丧失理智、完全疯狂状态,极富攻击性,对于家庭和社会的危害性极大。

吸毒的危害主要体现在身体、心理(精神)和社会三方面。毒品对吸毒者本人的身心健康造成极大的危害,使器官功能逐步衰退或丧失。长期吸食毒品可引起呼吸系统、循环系统等脏器功能障碍,甚至衰竭,加速死亡;静脉注射毒品可以传染艾滋病;孕妇吸毒容易导致流产、死产,还可导致腹中胎儿发育迟缓,更重要的是,孕妇吸毒,无异于给孩子间接吸毒,因为毒品会通过胎盘使胎儿也成为吸毒者。

吸毒众多的不良反应中,危害性最大、死亡率最高的是急性中毒,急性中毒就是使用过量毒品导致呼吸中枢抑制甚至死亡。

所谓毒品是指能够使人形成瘾癖的麻醉药品和精神药品,包括鸦片、海洛因、甲基苯丙胺(冰毒)、吗啡、大麻、可卡因以及国家规定管制的其他药品。毒品通常分为麻醉药品和精神药品两大类,其中最常见的主要是麻醉药品类中的大麻类、鸦片类和可卡因类。

所谓新型毒品是相对鸦片、海洛因等传统毒品而言,主要指人工化学合成的致幻剂、兴奋剂类毒品,是由国际禁毒公约和我国法律法规所规定管制的、直接作用于人的中枢神经系统,使人兴奋或抑制,连续使用能使人产生依赖性的精神药品(毒品)。新型毒品大多为片剂或粉末,吸食者多采用口服或鼻吸式,具有较强的隐蔽性和蒙骗性。

毒品的分类

1. 以中枢兴奋作用为主,代表物为冰毒。冰毒即"甲基苯丙胺",外观为纯白结晶体,故被称为

"冰"(ice)。对人体中枢神经系统具有极强的刺激作用,具有很强的成瘾性。吸食后出现呼吸脉搏加快、急促、判断力失准、重复怪异行为、情绪不稳、产生幻觉、恐惧或者被害妄想。长期服用可导致疲倦、精神失常,损害内脏如心脏、肾和肝,严重者甚至死亡。同时也会降低自我控制能力,还会产生极强的依赖性。

2. 致幻剂,代表物为 K 粉。K 粉即"氯胺酮"。白色结晶粉末,无臭,易溶于水,通常在娱乐场所滥用。服用后遇快节奏音乐便会强烈扭动,导致神经中毒反应、精神分裂症状,出现幻听、幻觉、幻视等,对记忆和思维能力造成严重的损害。滥用氯胺酮会导致非常严重的后遗症,轻则神志不清,重则可以使中枢神经麻痹,继而丧命。此外,K 粉易让人产生性冲动,所以又称为"迷奸粉"或"强奸粉",甚至有人把它溶于水中骗取年轻女性服用后实施性侵犯。

3. 兼具兴奋和致幻作用,代表物质"摇头丸"。摇头丸是冰毒的衍生物,以 MDMA(亚甲基二氧甲基苯丙胺)等苯丙胺类兴奋剂为主要成分,具有兴奋和致幻双重作用,滥用后可长时间出现随音乐剧烈摆动头部的现象,故称为摇头丸。外观多呈片剂,形状多种多样,五颜六色。服用后表现为活动过度、感情冲动、性欲亢进、嗜舞、偏执、妄想、自我约束力下降以及出现幻觉和暴力倾向等。该毒品现主要在迪厅、卡拉 OK 厅、夜总会等公共娱乐场所,被一些疯狂的舞迷所滥用。此毒品还可诱发精神分裂症及急性心脑疾病,精神依赖性强。

4. 以中枢抑制作用为主的物质,代表物三唑仑。三唑仑又名海乐神、酣乐欣,淡蓝色片,是一种强烈的麻醉药品,口服后可以迅速使人昏迷晕倒,故俗称迷药、蒙汗药、迷魂药。可溶于水及各种饮料中。见效迅速,药效比普通安定强45 ~ 100 倍。

此外,新型毒品还有安纳咖、氟硝安定、安眠酮、丁丙诺啡、地西泮及有机溶剂和鼻吸剂等。

一些不法分子经常在迪吧、舞厅等娱乐场所将 K 粉、冰毒和摇头丸混合一起兜售给吸毒者使用,具有兴奋和致幻的双重作用。由此混合毒品产生的毒性较每种毒品单独使用要严重得多 (即1+1 > 2),很容易导致过量中毒甚至发生致命危险。

» 预防小贴士

1. 牢记毒品的危害 牢记毒品害人、害己、害社会,牢记吸毒属于违法犯罪,筑牢抵御毒品侵袭的思想防线,树立"毒品绝不能碰"的理念,深知"吸毒一口,掉入虎口"的道理。

2. 坚决拒绝同伴吸毒的邀请 不对毒品产生好奇心,不听信毒品能治病、毒品能解脱烦恼和痛苦、毒品能给人带来快乐等各种花言巧语。很多人第一次吸毒都是受朋友"邀请",错误地认为"偶尔玩一玩不会上瘾,可以彻底释放压力"等,结果从此坠入万劫不复的地狱。在接到这样邀请时,要保持警觉,毫不犹豫地拒绝诱惑,彻底断绝与吸毒者的交往。

3. 交友要谨慎 不结交有吸毒、贩毒行为的人。如发现亲朋好友中有吸、贩毒行为,一要劝阻,二要远离,三要报告公安机关。

4. 娱乐服务场所要提高警惕 在娱乐场所不接受陌生人提供的香烟、饮料,留意饮料瓶是否有针眼和开封的迹象,离开座位时最好有人看管饮料和食品,避免误食毒品。

5. 建立健康的生活方式 学会有规律的生活、合理安排工作和娱乐时间、正确应对压力、保持良好情绪、建立和谐的家庭和社会关系等。不要用毒品来满足某种心理需求。

6. 树立正确的人生观和价值观 不盲目攀比,不追求享受,不寻求刺激与赶时髦。

切记，毒品的精神依赖无法通过戒毒进行根除，我们对抗毒品的唯一正途就是拒绝诱惑、远离毒品！

第十八节 七窍流血——鼠药中毒

　　第一次了解"七窍流血"还是小时候看武侠电影,当时我缺乏医学知识,觉得这样的人必死无疑。等到稍大一些,了解到武侠电影中那些奇奇怪怪的武功套路均是虚构,我也想当然地认为"七窍流血"属于无稽之谈。而到了接触医学之后,我才发现我之前的理解错的有多离谱。所谓"七窍流血"是指眼、耳、鼻、口器官的七个孔出血,就是现代医学中的全身弥散性血管内凝血(简称 DIC)在头面部的表现。此外,患者还可出现全身皮肤的斑点、瘀斑和皮下出血,是一种非常危险、死亡率极高的临床并发症。能引起 DIC 的疾病有很多,其中很常见的一种病因就是鼠药中毒。

2015 年的一个寻常中午，一对姐妹被家人送来急诊科，两人均因鼻子流血不止、肚子疼、上吐下泻在当地医院紧急处理无效连夜转来我院。两人意识状态很差，还出现了低血压的情况，更为严重的是出现了口腔和眼睑出血。针对病情，医生初步诊断为凝血功能障碍，采取了补充凝血因子、维生素 K_1 等治疗。反复追问两姐妹，都说没有外伤史，而且家长表示平时孩子也都是在家里吃饭，偶尔在外面买零食。数天前，两人都曾在学校附近同一家商店购买过麻辣食品。这个细节太关键了，我们建议家属报警。据警方调查后确认中毒原因为杀鼠酮中毒（一种抗凝血类杀鼠剂）。明确病因后，相应的治疗迅速展开，在使用了半年的维生素 K_1 治疗后，患者最终痊愈。

类似这样的鼠药中毒的例子屡见不鲜，不法商家为了节约成本用来源不明的肉代替牛羊肉等食材，甚至某些食材来源于死于鼠药的动物，这就导致了有人因为吃了一顿烧烤，或者地摊上买了一根烤肠，不久便开始出现鼻子流血、全身瘀斑等症状。虽然国家对于食品安全愈发重视，但利欲熏心的不良商家仍然顶风作案。所以我提醒大家尽量不要去没有卫生许可证的商家用餐，不食用来历不明的食物。

常见鼠药分为急性灭鼠药和慢性灭鼠药。

1.急性灭鼠药物 为中枢神经系统兴奋剂，最具代表的是毒鼠强，此药毒性强、潜伏期短、进展快，属于急性剧毒鼠药，人若误服会造成极大危害，我国现已明令禁止使用。

2.慢性灭鼠药 如抗凝血杀鼠剂（华法林类鼠药）数天后毒性发作，属高效低毒类，它们的作用机制是干扰凝血酶原的合成，破坏正常凝血机制及增加出血倾向，简单来说就是会导致机体出血。

误服鼠药后，患者刚开始可能肚子不舒服，浑身没有力气，慢慢身上出现散在的瘀斑，鼻子、口腔牙龈等流出来许多鲜红色血液，大便里面也有许多暗红色血块，小便发黑像酱油一样。所有中毒患者都应该立即送到医院，必须采取控制出血的急救措施，并需要进一步详细检查头颅、腹腔这些可能出血的部位。如果及时明确是慢性灭鼠药中毒，给予补偿维生素 K_1、血浆、凝血因子止血，输注药物保护肝脏、肾脏、胃肠道后可以挽救生命。

» 预防小贴士

当鼠患较多时，人们总是使用高效杀鼠药，一旦老鼠食用杀鼠剂混合的诱饵后再次偷食我们的食物，食物就具有了一定传染性。极少数不良商贩为了节约成本，会用来源不明的肉冒充正规肉加工食品，因此这样制作出来的食物里可能残留了毒鼠药。一旦被我们食用，后果不堪设想。

外出就餐时，最好选择正规的餐饮店。对于难以保障食品安全的路边摊，我们很难判断那些食品里面是不是有毒物、细菌、寄生虫、防腐剂等，大家还是尽量不吃为宜。

第十九节 守护小婴儿的生命安全

　　每一个小生命的诞生，都会使一个家庭更完整，孩子是父母爱的结晶，也是继承家族使命的希望。婴儿来到这个世界，对这个世界充满了好奇，也对这个世界充满了期待。人们常说孩子是上天赐予我们最好的礼物，当新生命降临时，父母必然是付出百分之百的努力去关心、去呵护！作为家长，最高兴的事情是看着孩子健康、茁壮地成长，但有时孩子的脆弱又是难以想象的。

　　2017 年的某天凌晨 5 点，安静的急诊室被一声声凄厉的哭声打破了。一对年轻的夫妇抱着还不满 3 个月的婴儿冲了进来，婴儿却早已全身冰凉，身体僵硬了。我们通过询问病史了解到，爱娃成魔的爸爸躺在沙发上看电视，就把还不满 3 个月的宝宝放在自己的胸口上，希望时时刻刻感受那份温馨。可是没多久，他看着电视慢慢有了睡意，看着宝宝也安静地趴在自己的胸口，鬼使神差地睡着了。妈妈起床喂奶时却发现宝宝停止了呼吸。看着年轻的夫妇充满希冀的眼神，我们开始全力抢救，并紧急请了儿科医生会诊。可惜的是，宝宝最终还是没能挽救过来。儿科医生判断宝宝死于 SIDS（突发性婴儿死亡综合征），考虑与窒息有关。

—急诊医生说—

婴儿猝死综合征（简称 SIDS）是指 1 岁以下婴儿不明原因突然死亡，尸检也不能确定致死的原因。目前认为大多数 SIDS 死亡与睡眠有关，因此又被称为"摇篮死亡"。婴儿猝死综合征是婴儿从出生两周到一岁之间最常见的死亡原因，占该年龄组死亡病例的 30%，发病率一般为 1%～2%，其分布是世界性的，半夜至清晨发病为多，几乎所有婴儿猝死都是发生在婴儿睡眠中。

婴儿猝死综合征的原因与什么因素有关呢？婴儿俯卧位睡眠是公认的引起婴儿猝死综合征最重要的因素。其他因素有：母亲在怀孕期间及产后吸烟、喝酒、滥用药物,没有良好产前检查,早产或低出生体重,家族有婴儿猝死综合征病史,母亲年龄小于20岁,婴儿在二手烟环境中生活以及过度捂热等。

俯卧睡眠的危害:宝宝趴着睡导致猝死的几率较高。因为这时宝宝还不能抬头、转头、翻身,还没有保护自己的能力;俯卧位会压迫心脏,不利于宝宝的生长发育;趴睡时可阻塞气道,损害呼吸通畅;趴睡时婴儿口鼻周围空气流通不畅,易吸入自己呼出的气体,尤其是趴睡在软床垫,或有毛绒玩具和枕头贴近面部时,宝宝容易将呼出废气重新吸入,导致高二氧化碳血症以及缺氧,从而可能引起宝宝大脑缺氧。因此,宝宝趴睡较仰睡时发生SIDS的机会更多,侧卧睡时很容易翻滚成俯卧位,因此也不可取。

婴儿猝死对家庭是个沉重的打击,对家长会造成严重精神创伤。婴儿猝死常无明确原因,人们有必要对此病做些了解,才能尽早采取防范。因此,对家长做好宣教工作,引起重视,是全面防止婴儿猝死综合征的重要措施。

» 预防小贴士

一、预防危险因素

1. 婴儿仰卧位睡姿　俯卧位会增加高碳酸血症和随之而来的缺氧风险，导致大脑氧供减少、婴儿心血管系统自主调节改变、唤醒阈提高等。侧卧与俯卧的风险类似。所以照料婴儿时应摆放成仰卧位。

2. 亲子不同床　亲子同床是小于 4 个月婴儿发生 SIDS 的最大危险因素，婴儿可能被父母翻身时压在身下，父母位置的变动也可能导致婴儿面部被床褥覆盖。推荐亲子同房不同床，既方便照料孩子又比较安全。

3. 床上用品过于细软　给婴儿用的床褥、被子、枕头等床上用品往往都很绵软，很容易导致婴儿过热或被覆盖包埋住口鼻。研究发现这是大于 4 个月婴儿的最大危险因素，因为婴儿会滚来滚去把自己卷入床铺中又无力挣脱。推荐使用可穿戴的毛毯和睡衣来代替松软的铺盖。

4. 睡眠场所　最安全的是坚固紧致的婴儿床垫，达到标准的带栏杆的儿童小床、摇篮也比较安全。将婴儿放在沙发上睡觉最危险，易造成窒息等意外死亡。

5. 母亲吸烟　无论是母亲孕期吸烟或是婴儿出生后接触二手烟，均会导致 SIDS 发病风险增加，且接触越多风险越大。接触二手烟不仅会降低婴儿肺脏顺应性及容量，母亲孕期吸烟还会损伤婴儿神经,导致婴儿觉醒机能损害、应对压力时心率变异性减弱,因而使婴儿对环境的应答和适应能力被破坏。

6.早产　早产儿和低出生体重儿发生SIDS的风险是普通婴儿的4倍。这主要是因为婴儿自主神经系统不成熟,造成觉醒功能损害、高碳酸血症风险增加。

二、保护因素

1.母乳喂养　母亲哺育或是用挤出的母乳喂养均能降低SIDS发病风险。

2.按时接种各类疫苗　按时按需接种疫苗能够使SIDS的风险减半,这可能是因为接种过疫苗后,婴儿不容易生病。因生病的宝宝发生SIDS的风险更高,所以推荐父母为宝宝进行计划免疫。

第二十节

急性心肌梗死

——人间「鬼门关」

　　如果所有疾病按恐惧能力进行排名的话,急性心肌梗死绝对可以进前三。随着国家大力推进胸痛中心建设,老百姓越来越了解急性心肌梗死了。此类患者多发生在冠状动脉粥样硬化狭窄基础上,由于过劳、激动、暴饮暴食、寒冷刺激、便秘、大量烟酒等诱因致使冠状动脉粥样斑块破裂,血中的血小板在破裂的斑块表面聚集,形成血块(血栓),突然阻塞冠状动脉管腔,导致心肌缺血坏死;另外,心肌耗氧量剧烈增加或冠状动脉痉挛也可诱发急性心肌梗死。一旦罹患此类疾病,不亚于"鬼门关"前走一遭。随着急诊直接 PCI(经皮冠状动脉介入治疗)

的广泛使用及监护治疗技术的成熟,急性心肌梗死的急性期病死率已从上世纪60年代的30%左右降至4%～6%。作为医生,我们面对不仅仅是疾病的凶险,更是患者的无知无畏。

2017年的一个普通晚上,一位61岁男性患者因为胸痛1天来急诊就诊。心电图提示:Ⅱ、Ⅲ、aVF 导联 ST 升高,"下壁心梗了"。我一边安排他抽血检查心肌酶谱,一边联系心内科医生。等到20分钟快速心肌酶谱出来后,我已把他安置在抢救间,接上了心电监护,床头更是备上了除颤仪。所有指标都高了,我建议他立即联系家属并行急诊 PCI 手术。他表现得十分决绝,拒绝了手术。通过沟通得知,患者老张,之前在建筑公司上班,患有高血压病约20年了,一直吃药控制,但血压控制不太好,而且他还是个老烟民,每天差不多抽一包烟。这天早晨7点,老张吃完早餐后就开始出现胸口疼痛,疼痛感越来越重,呈压榨性,伴有濒死感,而且满头大汗,自己口服了速效救心丸和去痛片,症状持续了2个小时才有所缓解。但是患者没有马上到医院去就诊,直到下午再次发作才来医院就诊。我们给予患者口服阿司匹林、替格瑞洛,以及扩冠等对症治疗。时间一点一点地过去,我们终于盼来了患者家属,希望家属能够说服他行急诊 PCI 手术。但结果令我们很失望,患者再一次拒绝了。我再次找上家属,告知急性心肌梗死的严重后果。等到凌晨1点,老张突发心跳骤停,经过1小时的紧张抢救,还是没能复苏成功。老张因为他的无知无畏付出了生命的代价。

上述这个病例中，老张在明确诊断后没有选择最佳的治疗方式导致发生猝死，这也给我们敲响了警钟。生活中，经常有这么一群人总是怀疑一切，认为医生只是"危言耸听"，却不知每一个谈话要点的背后都有着血淋淋的教训。如果要形容的话，医生只是告诉你前方是"鬼门关"，至于路怎么走就只能取决于自己了。由此可见，胸痛中心的科普培训仍然任重而道远。

急诊医生说

急性心肌梗死造成的猝死屡屡发生，很多人甚至还没等来救护车或在就医的路上就已经去世了。那么什么是老百姓口中常说的"心梗"呢？心梗就是急性心肌梗死，是冠心病最严重的类型，急性心肌梗死的原理很简单：心脏血管阻塞，导致心肌缺血、缺氧进而坏死。如果大面积心肌坏死，心脏就停止工作导致猝死。就像一辆汽车，心脏就是车的发动机，心脏的血管就像发动机的输油管，输油管一旦堵塞了，车也就废了。心脏停止工作后，人很快就不行了，缺乏心泵带来的压力，血液也不流动了，无法进行正常的气体交换，使得机体进入极度缺氧的状态，导致身体发出快要死过去的信号，这就是为什么心梗的人会出现濒死感。

急性心梗是有前兆的，尤其在凌晨高发的时候，如果出现以下症状，一定要留意！比如患者突发剧烈胸痛、憋闷、压榨感，或疼痛时间超过 15 分钟，就应警惕了。有些患者会出现心慌、气短、恶心、呕吐、面色苍白、烦躁不安，或者出现全身大汗淋漓等症状；有些患者出现肩膀、后背、上颌、颈部、背部上方疼痛，由于被误认为是骨关节痛而没有引起患者的重视，以致耽误了治疗的最佳时机；还有部分患者疼痛位于上腹部，常与急腹症混淆，也容易错失最佳治疗时机。

急性心肌梗死最主要的危险因素：高血压、高血脂、糖尿病、吸烟。其他危险因素还包括年龄、男性、种族、肥胖、酗酒、家族史，还有缺乏运动、压力大等。吸烟的人死于心脏病的概率是不吸烟人的三倍，大约四分之一的心梗与吸烟直接相关。吸烟的危害远远高于其他危险因素，诸如高血压、高血脂、肥胖或者精神压力，运动和健康饮食并不能抵消吸烟带来的危害。即便你每天只吸 2 支烟，你得冠心病的风险也会增加。同样是心梗，吸烟者猝死的概率比不吸烟者大两倍。所以要想不发生心梗，必须要戒烟，不要熬夜和高负荷工作。

　　时间就是生命，时间就是心肌。当发生急性心肌梗死时我们应该怎么办呢？立刻拨打急救电话，让患者稳定情绪、安静休息，避免再受刺激。如果患者当前正在运动或正在劳动，那就立即停止，如果患者情绪激动，一定尽力让他恢复平静，马上为患者选择一个他感觉舒服的体位，保证呼吸顺畅，保持情绪稳定。其次就是测量血压，如果血压正常或偏高，可以给急性胸痛患者舌下含服硝酸甘油 1 片，如症状未见明显改善，可于 5 分钟再次舌下含服，但重复次数不宜超过 3 次，同时需尽快就医完善心电图及心肌酶谱检查；如果服药之前血压已经低于 90/60mmHg，或者虽然比这个值高，但明显比平时的血压低，这时就不要贸然服用速效救心丸或硝酸甘油了，以免发生低血压及休克。有条件的患者可吸氧，家人随时做好心肺复苏的准备，以尽可能争取抢救时间。到医院后，介入治疗是治疗心梗最好的抢救措施，请一定要记住，相信医生，不要到处联系熟人打听，犹豫不决只会耽误患者救治的黄金时间。

» 预防小贴士

急性心肌梗死就是心肌的急性缺血坏死,是在冠状动脉病变的基础上发生了冠状动脉血供急剧减少或中断,造成相应心肌严重而持久的急性缺血而导致了心肌坏死。冠心病的二级预防可以大大降低心血管疾病的致残率和病死率,具体预防措施如下:

1. 戒烟　吸烟以及被动吸烟都可导致冠状动脉痉挛,成倍增加心肌梗死后的病死率。吸烟者应该彻底戒烟,并远离烟草环境,避免二手烟的危害;可采取多种戒严措施包括药物戒烟、正规的戒烟计划等,以尽可能提高戒烟的成功率。

2. 运动和控制体重　患者出院前应做运动耐量的评估,并制定个体化体力运动方案。对于病情稳定者,建议每日进行30～60分钟中等强度的有氧运动,每周至少坚持5天。通过控制饮食与增加运动将体质指数(又称为身高体重指数,BMI)控制在24以下。

3. 情绪管理　注重患者的身心健康,评估患者的精神心理状态,识别可能存在的精神心理问题,并给予对症处理。

4. 控制血压　血压大于140/90mmHg的患者应给予降压治疗。对于一般的患者,将血压降到140/90mmHg即可,因血压过低也可对冠心病预后产生不利影响,因此在保证血压达标的前提下,需避免血压过低。通过改善生活方式来控制血压是降压治疗的基石,经过有效改善生活方式后,血压仍不能达标者再考虑药物治疗。

5. 调脂治疗　所有患者无论血脂水平如何若无肝功能不全等禁忌证或者不能耐受者,均应坚持使用他汀类降脂类药物,争取把血脂控制到目标值(低密度脂蛋白 <100mg/L)。

6. 血糖管理　对所有患者均应常规检测空腹和餐后血糖,对于确诊糖尿病的患者在积极控制饮食并改善生活方式的同时,可考虑同时应用降糖药物治疗,最好能把糖化血红蛋白(一项反映血糖控制的长期指标)降到 7% 以下,这样的血糖我们才认为是合格了。

7. 其他药物治疗　所有冠心病患者除有出血、胃炎、心率慢、哮喘等禁忌证外,均应长期服用阿司匹林治疗和洛尔类 β 受体阻滞剂,并根据患者具体耐受情况调整剂量。同时对于伴有糖尿病、慢性肾脏病患者还应长期服用普利类 ACEI 药物,不能耐受者可以服用沙坦类药物。

养生不要跟风

养生,原指道家通过各种方法颐养生命、增强体质、预防疾病,从而达到延年益寿的一种医事活动。现代意义的"养生"指的是根据人的生命过程规律主动进行物质与精神的身心养护活动。养生学是一门涉及诸多学科的综合科学,以中、西医理论为指导,用健康科学的图文、音乐、行为、活动、药械、饮食等等,通过调节个人生活习惯、生活环境及心理状态,来调理身心,达到未病先防、不适消除、已病促愈、病后复原的保健目的。所以养生之道并非片面的追求长生之道。随着养生概念的兴盛火爆,许多不发分子将所谓的民间偏方加以改头换面,牟取私利，最终导致严重后果。

2019年3月，网络报道一起意外事件，家住湖南的刘女士特别钟爱一些养生之道，听信"专家"所言，将20余种水果混合榨汁简单过滤后，自己进行静脉注射。不料她一注射，便立即感到皮肤瘙痒，且伴有发热、恶心、呕吐。家人立即将她送到医院，发现其全身感染严重，凝血功能障碍，肝脏、肾脏、心脏等重要脏器均有不同程度的损害。经过五天五夜的紧急救治，终于捡回一条命！看到这个新闻的时候我不胜唏嘘，不禁想到我的另外一个病人。

2018年11月的某天晚上，急诊科门口突然传来大声呼救："医生、医生，快救救我爸，我爸不行了⋯⋯！"只见一壮汉背进来一老年男性患者，当时患者已经出现意识不清，呼吸、脉搏微弱，我赶忙把患者放在抢救床，并立即予气管插管、建立静脉通路等各项抢救措施。同事为其做了心电图，提示"T波"高尖，动脉血气分析结果：血钾9.6mmol/L，心肌酶谱正常。没过多久，患者出现心跳骤停。虽然经过近两个小时的积极救治，最终还是未能将患者从死神手里救回。根据现有检查结果，我高度怀疑是由高血钾导致心律失常所致猝死。那么患者血钾为什么那么高？事后我们向家属了解得知，原来，老人退休多年，一向身体健康，平常没事喜欢喝点小酒，3个月前通过朋友的"祖传秘方"制作了一坛子药酒，该药酒由海马、毒蛇、蜈蚣等多种名贵中药材加上高浓度白酒炮制而成，具有祛风湿、强身健体、养生等协同作用,每日饮上一两杯。事发当天老人正是饮用大量该药酒后出现意识模糊、呼之不应,家属发现其不对劲并急忙送来医院。秘方中含有多种名贵中药材,不知道是否存在配伍禁忌。平常老人只是小酌两杯而使身体无恙,此次大量饮用该药酒导致身体无法承受,以致酿成悲剧。我不敢苟同老人的养生方式,本来可以享受天伦之乐的晚年却中途匆匆离场。

为什么要养生?许多人最初的愿望就是更好地活下去,既有对生命的眷恋,也有对死亡的恐惧。外国人经常嘲笑中国人说,中国人为什么要排队花光所有的钱,就换回一条平时自己都不爱惜的命呢?因为当我们花钱养医生的时候,才知道养生,当我们花钱养病的时候才知道要养身体,当我们花钱摆脱病痛的时候,才知道把身体当回事儿。

随着生活条件的改善,大家越来越关注自己的健康,但能真正理解养生含义的人却很少,盲目跟风容易中养生"陷阱",以致旧病未去反添新病。有些老人家里摆满了高矮不一、颜色各异的保健品,却连生产厂家、生产批号都没有。换而言之,他们展示的不是养生之道,而是对健康的焦虑。而另一群人则是完全反对养生,认为其不科学。他们总是认为自己身体健壮,恢复能力快,工作生活很不规律,甚至对养生嗤之以鼻,这些都给健康带来了巨大的隐患。

养生不能盲目跟风,大大小小的药材若使用得当,治病又养生;使用不当,可能会危及性命。应戒烟少酒,养成良好的饮食习惯,不要盲目食用各类成分不明的养生保健品。有些保健品从生产到使用,既没有统一的标准又缺少监管,当然其药理作用和产品质量就无法保证了。保健品一般需要进行临床试验论证,其疗效大多是不确定的,多数情况下只是相当于一种安慰剂。肝脏和肾脏是人体代谢的两个重要器官,用来中和、解除及过滤掉许多成分不明确的保健品以及中草药所携带的毒性。但毒性一旦超过人体承受的极限,会对肝脏、肾脏等器官造成负担,甚至导致肝、肾功能衰竭。目前我国引起药物性肝损伤的最主要、也是最常见的原因是保健品和不当使用传统中药。

中国的养生文化最早起源于《黄帝内经》。《内经》的养生学说建立了中医养生学体系,确立了养生的基本原则,即顺应自然、形神共养、惜精固本、综合调养等,并详细论述了具体的养生方法。指出养形要做到"虚邪贼风,避之有时","饮食有节,起居有常,不妄作劳",节欲保精;养神则要"恬淡虚无","和喜怒","无为惧惧,无为欣欣",排除不良精神刺激,保持精神情绪的稳定。今时今日,养生文化更是多学科融合,去芜存菁,继承优秀的传统,同时不断地发扬光大,成为推动全民健康的重要推手。对于大部分普通人来讲,进行平衡饮食和充分的锻炼就是预防疾病的最好方式,并不需要营养补充剂和保健品,过度补充反而会产生意想不到的后果,或者弊远大于利。过度的养生,反而会损害身体。

请不要拒绝跟你谈健康的人,在疾病面前,生命太脆弱!请多花点时间和精力,学习一些正规的医学常识,做到科学养生,预防靠自己,有病请及时就医。

» 预防小贴士

1. 充足睡眠 成人每日保证 6 ~ 7 小时的睡眠时间,或根据个人情况而定,对于生物的节律性(也叫生物钟)意义重大。睡眠不足或品质不佳会影响正常内分泌功能,导致代谢与食欲的异常。长期睡眠不足,身体长期处于疲惫状态,会导致新陈代谢出现问题,这也是导致猝死的原因之一。2017 年 10 月 2 日诺贝尔生理学或医学奖被颁发给 3 位美国科学家,以表彰他们在有关生物钟分子机制方面的发现。由此可见,保持一个稳定的生物钟对养生意义重大。

2. 合理饮食　养生要合理饮食,不能偏食,不能过饱过饥,人体缺少了哪方面的营养对身体都不利,但提供过多的营养,造成了体内某些物质的堆积对身体也不利,所以合理科学的饮食是日常生活中养生的重要内容。科学饮食包括以下几点:

(1)全面膳食:饮食多样化,各类食物合理搭配,多食蔬菜和水果。

(2)饮食有节:定时定量,不偏食,不挑食。

(3)因人择食:根据年龄、性别、体质不同而选择食物。

(4)因时择食:根据季节气候特点而选择食物。

3. 适量运动　适量运动可以强身健体,因为大多数人以低耗能的工作为主,加上长坐、久卧对血液循环不利,业余时间可以多进行有氧运动,如散步、游泳、慢跑、打乒乓球等,劳逸结合。

4. 定期体检　人的身体就像机器一样,需要定期维护和保养,要积极预防和治疗疾病,身体出现异常状况就应该立即就医、抓紧治疗。

第二十二节 四个全面及五个急救环急救中的三个一点、

中国国力日益强大,离不开所有中国人民的鼎力支持。随着各种大型赛事在国内频繁召开,运动型猝死的案例已是越来越被普通老百姓熟知。由于缺乏医学常识,过去大家都采取围观或者帮忙叫 120 的方式参与到患者的抢救过程中去。而现在我们有个更好地发挥主观能动性的机会。首先,突遇猝死大家千万不要慌张,第一时间进行心肺复苏,并立即通知 120,告知目前患者的准确位置。对于突然心搏骤停的患者,医学上有个"黄金 4 分钟"。这 4 分钟的救治是医学上救命的窗口期,也是拯救生命的最后一根稻草。

急救：把握"黄金4分钟"

心搏骤停后3～5秒,患者出现黑矇,5～10秒可出现昏厥、意识丧失,15～20秒可出现阿斯综合征,30～60秒瞳孔即散大,4分钟开始出现脑水肿,6分钟脑细胞便不可逆性损伤。另外,患者心肺复苏的成功率与开始抢救的时间也有着很大关系,心搏骤停后抢救时间小于4分钟的,成功率在60%左右,而开始于4～6分钟的,成功率下降至10%,大于6分钟的为4%,大于10分钟开始抢救的,成功率仅为0.09%,每延迟1分钟胸外按压或除颤,抢救成功率将下降10%左右。可见在"黄金4分钟"内即开始对心搏骤停的患者进行心肺复苏可使成功率达到最大。

那我们应该如何进行高质量有效的心肺复苏呢?首先来看心肺复苏的三个"一点"和四个"全面"。

一、心肺复苏的三个"一点"

三个"一点"是指心肺复苏中强调的气道、循环和呼吸。

1. 气道　即呼吸的通道,是我们呼吸时空气自外界到达肺的通道,从鼻腔开始,经过咽喉至气管,然后至肺组织。气道开放才能保证气体的进入,保证氧气的供给。相信大家还记得王宝强的电影作品《人在囧途》吧,一妇女坐在车上吃着甘甜的枣子,其老公的一个急刹车,枣核不偏不倚地刚好卡到喉咙里,妇女立刻出现气道梗阻的表现:呼吸困难,用老百姓的话讲就是"上不来气",这种情况若不及时解除,患者很快便会窒息死亡。剧中王宝强饰演的牛耿,凭借自己丰富的生活经验,应用海姆立克法成功将枣核从妇女喉咙中迸出来。但生活中却有很多气道梗阻致猝死的不幸案例,前段时间一网红在直播吃饭团时,因一次性大量进食黏质饭团而堵塞了气道造成死亡;若小孩子一边跑闹一边进食,也易造成气道异物梗阻致死。还有一种情况大家也不要忽视,那就是睡眠呼吸暂停综合征,即夜间睡眠打鼾伴呼吸暂停,其中有一部分就是气道梗阻的问题,需及时就医诊治。另外,在此提醒很多佩戴假牙的老年人,若假牙松动脱落也容易阻塞呼吸道,因此睡觉前要取出假牙避免其脱落堵塞气道。

2. 循环　即血液循环,血液自心脏泵出至大动脉,然后至全身各脏器为其供血供氧,后由静脉回流至心脏形成一个闭环结构。任何原因所致猝死均是心脏泵血功能机械活动的突然停止,造成全身血液循环中断、呼吸停止和意识丧失。那么猝死抢救中的最重要一环即心脏复苏,包括胸外按压、电除颤、开胸心脏按压及体外膜肺心肺复苏等,对于大众来讲掌握胸外按压是最实用的,国际心肺复苏指南及我国的专家均把恢复循环作为复苏的首要目的。

那么,胸外按压是如何来恢复人体循环的呢?心脏位于胸腔内,是一相对固定的器官,正常情况下心脏的搏动并不受胸腔运动的影响,当其停止搏动时,我们通过外力按压胸骨,使得心脏随按压频率进行被动收缩和舒张,以实现血液泵出及回输,在一定时间内可保证重要脏器的血流和供氧。有时我们以为心脏挺脆弱,认为它不堪一击,殊不知它是多么顽强的一个器官,在多年的急诊抢救中,我们遇到了很多经长时间复苏后心跳恢复的患者,我曾亲历过复苏 2 小时心跳成功的溺水青年患者,纵然有些会遗留复苏后综合征,但这些经验都给了医护人员很大的信心,尤其是青年人,心脏储备功能好的患者,复苏成功的几率更大。最近网络上有一例溺水 5 分钟的 3 岁女童被抢救的视频,施救者对其实施倒挂控水和心肺复苏术,前者我们是不提倡的,后面持续的心肺复苏术才是救治的关键,恢复血液循环后,孩子面色由铁青转为红润,最终心肺复苏技术挽救了孩子的生命。此外,心源性猝死时自动除颤仪也是救命的关键一环,目前我国很多公共场合配备了该设备,但是也存在很多问题,如标识不醒目、培训不到位等,影响了它的使用。

3. 呼吸　即人体与外界环境之间气体交换的过程,它不仅包括广义上的吸气与呼气,也就是医学名词"外呼吸",还包括"内呼吸",即组织细胞与血液间的气体交换。患者心跳停止后会出现呼吸减慢、停止,甚至出现濒死叹气样呼吸或喘息,而部分心脏骤停的原因正是呼吸停止或窒息,如脑卒中、气道梗阻等。因此,一旦患者呼吸异常(停止、过缓或喘息),即可认定为呼吸衰竭,应立即实施心肺复苏等抢救措施。面对猝死患者,非医务人员可只判断有无呼吸或者是否为异常呼吸,就如同大部分电视剧中表现的那样,用手或耳感知患者鼻、口部有无气流或声音,或者直接观察胸廓起伏来确定患者的呼吸状况。猝死抢救中我们首先重视的是循环恢复,因为在心搏骤停后,体内红细胞所携带的氧仍可满足机体一定时间的使用,因此,在心脏按压 30 次后,再开放气道,进行人工通气。人工通气首先是要开放气道,使患者取仰卧位复苏体位,使用仰头抬颏法或托颌法,非医务人员推荐仰头抬颏法,但在怀疑有颈椎脊髓损伤时则推荐托颌法。人工通气最常用的是口对口呼吸,但对于很多施救者来讲,尤其是非医务人员,为避免口腔传染性疾病,很多时候无须采用口对口方式进行人工通气。研究表明,对于心脏病因导致的心跳骤停,单纯胸外按压与同时进行按压和人工呼吸的心肺复苏术存活率相近。因此,对于施救者来讲,尽力做到有效高质量的胸外按压就已足够好了。

二、心肺复苏术的四个全面

谈及具体心肺复苏术,即 CPR(Cardiopulmonary resuscitation),是我们每个人都应掌握的基本技能。如何实施 CPR 呢?下面我们就其中四个"全面",即 CABD 四步来为大家讲解,C 是指 Compressions,胸外按压;A 是指 Airway,开放气道;B 是指 Breathing,人工呼吸;D 是指 Defibrillation,电除颤。

很多人就会问道,为什么不是 ABCD 呢?自 1960 年现代 CPR 诞生之日起,上述四项就是 CPR 的基本核心技术,后在大量复苏文献资料研究的基础上,2010年《美国心脏协会心肺复苏和心血管急救指南》对心肺复苏提出新的建议,将A-B-C的顺序改为C-A-B,以提高心脏骤停患者的存活率。对于儿童而言,大多数猝死系窒息导致,故先进行口对口人工呼吸(A-B-C),以提高动脉血中血氧含量。在此,对四个"全面"的讲解遵循成人的CABD顺序。

在CPR之前,首先要启动EMSS(Emergency medical service system),即急诊医疗服务体系,学会启动、利用当地社区或单位的辅助应急救护资源,同时确认周围环境是否安全,在安全环境下进行基础生命支持,即CPR。基础生命支持应遵循C-A-B-D顺序,即胸外按压、开放气道、人工通气、早期除颤。

1.C——胸外心脏按压

呼救120之后,施救者马上现场开始30次的胸外心脏按压,然后做2次人工呼吸。在进行胸外按压时应当注意:①按压频率100～120次/分,按压深度成人不少于5cm,但不超过6cm,每次按压后胸廓完全恢复,按压与放松比大致相等;②尽量避免胸外按压中断;③成人单人CPR或双人CPR,按压/通气比均为30:2。在以往培训中发现大多数非医务人员,按压频率多数是偏快的,这样的结果往往是按压深度不够,胸廓恢复不充分,按压效率是大打折扣的,尤其是在突发情况下,施救者的紧张情绪也会影响到按压动作,使得按压动作不标准,按压深度及频率不能使心肺复苏效率达到最大化。

2.A——开放气道,B——人工通气

开放气道是人工呼吸的前提,在 CPR 的基础支持中,开放气道的方法为手法开放,即仰头抬颏法和托颌法。人工呼吸的方法主要是口对口人工呼吸。具体操作为:30 次按压后给予 2 次口对口人工呼吸,每次吹气超过 1 秒,吹气时可看到胸部隆起。对于非医务人员来讲,有时很难做到有效的人工通气,原因在于:①心理障碍,很难接受与陌生人口对口接触,且很多时候猝死患者存在呕吐物更加难以接受;②技术难度,不能"一气呵成",往往会顾此失彼,或是没有捏住鼻孔,或是未把患者的口完全罩住;③吹气过快、过多,容易造成胃胀气。若实在做不到口对口人工呼吸,那我们可以做到的就是开放气道,持续胸外按压,对于心源性猝死的患者,其存活率并无影响。

3.D——快速除颤

大多数成人突发非创伤性猝死是心室颤动,简称室颤,电除颤是救治室颤最为有效的方法,早期除颤是心脏骤停患者复苏成功的关键之一。心律分析证实为室颤或无脉性室性心动过速应立即进行除颤,之后作 5 组 CPR,再检查心律,必要时再次除颤。目前公共场所配备的自动体外除颤仪(AED)操作简单,按照其说明及提示,开启机器—连接患者—分析心律—除颤与否—放电,非专业人员也可完成除颤。需要强调的是,对于施救者来说,在判断患者需要心肺复苏时即需要通知其他人准备好 AED,并解开患者上衣,以备除颤,AED 可自动识别室

颤,取到后就连接于患者胸前。对于室颤患者来讲,每延迟 1 分钟除颤,抢救成功率降低 7% ~ 10%。完成除颤后应立即恢复胸外按压直至 2 分钟后,确定自主循环恢复或者患者有明显的循环恢复征象(如咳嗽、讲话、肢体明显的自主运动等)。总之,对于非专业人员来讲,现场有 AED,第一时间拿到并连接;没有 AED,则持续胸外按压,直至自主循环恢复。需注意,在除颤时不要与患者接触,同时告诉附近的其他人远离患者。

公共场所如果有体外自动除颤器(AED),目击者应尽快使用除颤器施救;若不能立即拿到 AED,应马上做心肺复苏,在设备可供使用后尽快进行除颤。施救者应不断重复上述过程,直到患者有反应或有专业医护人员接手。

三、心肺复苏的五个急救环

美国心脏复苏学会和国际复苏联盟发布最新的心肺复苏指南提出了心肺复苏救治五环:①立即识别心脏停搏并启动应急反应系统;②尽早实施心肺复苏 CPR,强调胸外按压;③快速除颤;④有效的高级生命支持;⑤综合的心脏骤停后治疗。

通过以上的介绍,相信大家对急救有了基本的认识,现在网络如此发达,我们还可以通过网络学习心肺复苏的相关知识,掌握要领,在关键时刻,救人一命!

1.遇到猝死情况不要慌张,非专业人员可通过判断是否有呼吸或呼吸是否异常来确定是否需要心肺复苏,并立刻联系120急救电话取得专业医学救治。

2.根据网络教学及现场培训可提高CPR质量,达到高质量有效的心肺复苏。

3.若您是非专业人员,在专业救护人员到之前请坚持心肺复苏,直至患者自主循环恢复,并在专业救护人员到达后对患者情况进行交接。

» 预防小贴士

1.家庭的每一位成员都应学习急救知识,特别是猝死救治的心肺复苏术,学会正确的CPR手法及AED使用,知晓每个年龄段易发生猝死的高危因素,采取措施避免和预防可能受到的伤害和意外。

2.老年人定期体检,发现问题要按照医嘱用药;青年人劳逸结合,加强体育锻炼,增强抵抗力。

3.每一位家庭成员学会正确启动EMSS,正确拨打急救电话,学会启动、利用当地社区或单位的辅助应急救护资源。

第二十三节

呼吸顺畅很重要

"吐故纳新，呼吸之道也。"先秦时代的先哲就已发现呼吸对人体的重要性。《素问·平人气象论》："岐伯对曰：'人一呼，脉再动；一吸，脉亦再动；呼吸定息，脉五动。'"先人用朴素的观点讲述了呼吸和脉搏的关系。很长一段时间内，如何气道管理是困扰全世界医学家的问题。1934 年 Frenkner 研制出第一台气动限压呼吸机——"Spiropulsator"，是现代呼吸机的"鼻祖"。随着心脏外科的发展，机械通气的应用更加广泛。进入20 世纪 90 年代，呼吸机不断向智能化发展，计算机技术的应用使呼吸机的性能日趋完善。即便如此，还是有很多患者饱受气道梗阻的威胁。

　　今年 65 岁的老张，已是饱受"老慢支"困扰 40 多年的老患者了，平时稍有个风吹草动、季节变化，就会咳嗽、咳痰不止，有时还有点喘，但每次都去附近的诊所输点液就好。这次，老张发病前两天洗了个冷水澡后又开始咳嗽、咳痰还伴有发烧，本来不想到医院，但外地工作的女儿电话催得紧，没办法打车来到我们医院看病。谁知，刚到医院门口，老张就开始呼吸困难，双目圆睁，双手掐住脖子，脖子上青筋暴露。医院保安见状，马上把他送到了急诊抢救间。那天我刚好值班，立即安排老张躺下，头部抬高，接上氧气并让护士吸痰，大约十分钟后老张痰堵的情况才缓过来。等到老爷子状况稍稍好转，我们带着他完善了肺部 CT，肺部 CT 提示重度肺部感染、支气管扩张。得知自己的病情后，老爷子很乐观地说："现在已经感觉好多了，这人呀，不生病根本不知道呼吸顺畅是一件多么美妙幸福的事。喘不了气时，就感觉有一个恶魔，用那双可怕的大手死死地摁住了喉咙，胸闷得慌，老感到吸气吸不进去。人就是活这么一口气呀。"我嘱咐老张安心休息，按时做雾化、止咳祛痰。大约到了第二天凌晨五点，没想到老张出现大咯血，呼吸十分急促，血氧饱和度一直往下跌，很快血压、心率就不稳定了，直线下降。我们立即进行气管插管，呼吸机辅助呼吸，胸外心脏按压。但遗憾的是，老爷子最后还是没能抢救过来。我们推断咯血引起的窒息是老张死亡的直接原因。

对危重患者而言,控制气道就是控制患者的生命线,气道管理怎么强调都不为过。临床上,气道管理分为人工气道管理和自然气道管理。人工气道主要包括气管切开、气管插管、喉罩、口咽通气道等。在危重患者的救治过程中,保持呼吸道通畅,维持有效通气,是保证各项治疗顺利进行的前提。因此,人工气道的建立显得尤为重要,但建立人工气道后,会使部分上呼吸道的正常生理功能丧失,如呼吸道对吸入气体的加温、加湿作用和部分防御功能丧失,会产生严重的并发症(支气管痉挛、气道黏膜出血、肺不张等),甚至威胁到生命。自然气道常常受分泌物、出血、梗阻、舌后坠、喉痉挛、支气管痉挛、神经肌肉异常等因素影响,需要花费大量的精力去呵护,如果不能立即解除高危风险,则需要立即建立人工气道。所以,预防窒息猝死,无论是自然气道还是人工气道的管理都至关重要。

急诊医生说

咯血是气管、支气管和肺组织的出血,由咳嗽动作经口腔排出。咯血的常见病因有肺结核、支气管扩张症、真菌感染、肺癌和肺炎等。临床上多根据二十四小时咯血量来区分咯血程度,小量咯血(小于100ml),包括痰中带血;中等量咯血100~500ml;大咯血(大于500ml),或一次咯血量大于100ml。年老体弱或久病无力咳嗽乏力者,因基础肺功能差,即使几口血痰也可窒息致死。咯血最常见的死因是窒息而不是失血性休克,所以保持呼吸道通畅至关重要。

气管插管是临床急救中重要的抢救技术,是呼吸道管理中应用最广泛、最有效、最快捷的手段之一,对抢救患者生命、降低病死率起到至关重要的作用。气管插管能保持患者气道通畅、通气供氧、防止误吸,是重要的抢救技术。因此,如果想挽救生命,就请听医生的建议,积极配合医生的救治。

气道管理

1.对于清醒患者,应协助并鼓励其深呼吸、咳嗽、咳痰,防止呼吸道分泌物潴留。对于不能自行咳痰者,应备好用品,及时吸痰,必要时及时建立人工气道。

2.对于昏迷、全麻未清醒者,让其头偏向一侧,严防误吸;对于支气管感染、肺脓肿等分泌物较多的患者及长期卧床患者,采取合理体位,促进分泌物排出;对于危重患者,常规进行雾化。

3.紧急情况时可以采用托下颌法,即抬起下颌法等体位,以暂时维持呼吸道通畅。

4.对建立了人工气道的患者应妥善固定,适时吸痰,严格无菌操作。

5.打开气道还有仰头提颏法。对于突发癫痫四肢抽搐、躁狂或牙关紧闭的患者,若身边没有喉罩、鼻咽通气道等医疗器械,或缺乏具有建立人工气道的专业人员,切忌用手指或筷子放置在患者嘴里,我们可以在患者口腔里放一把金属勺子,既避免患者咬破舌头,又能保持气道通畅。

» 预防小常识

1.预防感冒　外出时要根据天气变化增加衣服,防止受寒感冒。

2.合理饮食　饮食以富含维生素的食物为首选。

3.管理空气　房间经常通风,保持适宜温度(一般18 ～ 25℃)和湿度(一般40% ～ 70%)。

4.锻炼身体　要进行适度的体育锻炼和呼吸功能锻炼。

5.备急救药　家里要备小药箱,尤其要备足止咳药物,如治疗干咳为主的喷托维林(咳必清)片和糖浆;以镇咳为主的可愈糖浆;以镇咳化痰为主的棕胺合剂等。另外,小药箱里要有云南白药等止血药物、安定等镇静的药物。注意要及时更换小药箱里的过期药物。

6.戒烟、限酒　患有呼吸道疾病的患者，一定要戒烟、限酒，以减少发生咯血的诱因。

第二十四节
当死亡来临时，院前呼救很重要

　　意外可能发生在任何时间、任何地点，当意外发生时大家都知道应该呼叫医生进行援救。医生到场前，患者或者第一目击者如何尽早向医生呼救以及汇报患者当时的情况，这可能会决定着患者的救治效果，因此，及时有效的院前呼救显得尤为重要。

　　记得有一天，一个120急救员给我讲了两个案例。当时他接到需要出诊的电话，他询问求救者情况时，对方说在什么地方看到一个人突然晕倒了，然后又说："患者突然晕倒，晕倒时尚有呼吸、心跳，瞳孔也是对称的，对光反射还算灵敏，患者没有抽搐，但是呼叫没反应。"等他到达现场时，才知道打电话的是个医生。此时患者意识已经恢复，自诉头晕胸闷，送到医院后完善相关检查也未见异常，便留在急诊观察 24 小时后出院了。

另外一个电话是从附近工地打来的，听声音先是一个 40 岁左右的中年男人，讲话掺杂着很重的地方口音，急救员根本听不懂。后来电话就被人抢过去，刚说了几句，电话那头又传来另一个人的声音，费了九牛二虎之力，总算让急救员把情况搞清楚了，但是宝贵的时间已经过去了 30 分钟。事情过程如下：下午窨井维护时，有个工人下井时突发恶心、呕吐、头晕，很快意识不清楚了；一个同事奋不顾身爬下去救他，很快也出现了恶心、呕吐、头晕的症状，同样被困在里面；随后又有一个同事看到前两人都下了井，却不见他们上来，感觉可能出事了，仗着艺高人胆大，也跳下井想把两人都救上来，结果三人都没了声响，其他同事见状赶快呼救 120。等急救员赶到现场时，发现当地武警已把三人都救出深井，但三个患者生命体征都没有了，旁边的同事只是呆呆地看着他们。虽然采取了心肺复苏、气管插管等一系列抢救措施，但很遗憾，他们呼吸、心脏骤停的时间太久了，最后，三个人都没能抢救回来。

意外随时会发生，院前急救是保障生命最重要的手段，而院前呼救是院前急救的第一个阶段，主要是体现在"尽早、短时间内"，同时要向医生汇报患者的情况，包括：意识状态，呼吸、心跳，瞳孔等。

院前急救包括：早期呼救、早期心肺复苏、早期除颤、早期高级生命支持。早期呼救是院前急救的第一个阶段，最重要的就是"早"，看到他人发生意外，要立即拨打 120 呼救，观察患者情况并向医生汇报患者意识、呼吸、心跳、瞳孔等情况，若伤者无意识、无心跳与呼吸，应第一时间行心肺复苏；若伤者有开放性伤口，应将伤口异物去除后用毛巾或者衣物包扎伤口；若怀疑伤者骨折，可利用树枝、木板等用带子稍做固定，呼救与急救并行。

危险时的呼救方式：电话呼救、声响呼救、光线求救、抛物求救、烟火呼救、野外数字样（SOS）求救。

第二十五节

急救小常识

一、心肺复苏——最后的救命稻草

心搏骤停一旦发生,如得不到即刻及时地抢救复苏,4～6分钟后会造成患者脑和其他人体重要器官组织不可逆的损害,因此心搏骤停后的心肺复苏(cardio pulmonary resuscitation,CPR)必须在现场立即进行。可以说心肺复苏的科普度决定着一个国家人群的平均寿命,心肺复苏是人人都要学会的救命技术,它是挽救生命的最后一根稻草。

具体步骤:①评估现场环境安全;②启动紧急医疗服务;③立即心肺复苏:遵循 CABD 的步骤即胸外按压(circulation,C),

开放气道（airway，A），人工呼吸（breathing，B），D 是 AED 除颤。

详细步骤及要求我们已在前面章节"猝死救治中的三个一点与四个全面"叙述过，在这里就不再赘述了。

二、海姆立克法——生命的拥抱

急性呼吸道异物堵塞在生活中并不少见，由于气道堵塞后患者无法进行呼吸，故可能使人因缺氧而意外死亡。海姆立克腹部冲击法是美国医生海姆立克先生发明的。目前此法已在全世界广泛应用，拯救了无数患者，此法又称"生命的拥抱"。

具体做法：若患者神志尚清醒能站立，救护人从背后抱住其腹部，一手握拳，将拇指一侧放在患者腹部（肚脐稍上）；另一手握住握拳之手，急速冲击性地、向内上方压迫其腹部，要反复有节奏、有力地进行，以形成的气流把异物冲出。患者应配合，头部略低，嘴要张开，以便异物吐出。

对幼小儿童的急救方法：救护人取坐位，让儿童背靠在救护人的腿上，然后，救护人用双手食指和中指用力，向后上方挤压患儿的上腹部，压后随即放松。也可将小儿平放仰卧，救护人用上法挤压。

如果在紧急情况下，患者周围无一人在场，则可采用自救法。患者可用自己的手或椅背、桌边顶住上腹部，快速而猛烈地挤压，压后随即放松。

三、毒蛇咬伤的救治

在我国分布的蛇类有 200 余种,目前已知毒蛇有 50 余种,但对人体危害较大、有剧毒的蛇只有十余种,分别是眼镜蛇科的眼镜蛇、眼镜王蛇、银环蛇、金环蛇,海蛇科的海蛇,蟒蛇科的蟒蛇,蝮蛇科的蝮蛇、五步蛇、圆斑蝰蛇、竹叶青、烙铁头等。

野外作业时很容易遭受毒蛇攻击。根据分泌的蛇毒性质可分为神经毒、血液毒和混合毒,病情严重程度与进入身体的毒素剂量密切相关,且蛇毒在三到五分钟内即被吸收。如蛇毒直接进入血液循环,则可在短时间内引起死亡。

1. 判断是否为毒蛇咬伤。

2. 急救措施

(1)保持冷静,就近调整休息,切忌乱跑奔走求助。

(2)立刻绑扎肢体,可用止血带止血法,阻止伤肢血液循环。

(3)清水迅速冲洗伤口。

(4)十字切开,挤出毒液。

(5)季德胜蛇药片,初次顿服 20 片,以后每隔 6 小时服用 10 片,并把蛇药片碾碎涂抹在伤口周围至近心端约 30cm 的范围。有条件者可注射血清。

3. 及时转运。

4. 注意事项

(1)若发现蛇毒性较强但确实再无任何救治条件时,可以采用火柴等方式灼烧伤口以达到破坏蛇毒的效果。

（2）禁止使用嘴吸吮法。

（3）禁止使用饮酒来减轻痛苦。酒精能够促进血液循环加快毒素扩散，呼吸困难严重时需使用其他呼吸辅助器材。

蛇咬急救歌

被蛇咬伤不能跑

快把伤口处理好

一扎二洗三切开

禁饮酒来忌嘴吸

蛇药血清双保险

转运医院莫迟缓

四、中暑的急救

中暑或称环境热病，是环境高温和剧烈活动而引起的一组急性过热性疾病的总称。中暑可分为热射病、热痉挛、热衰竭和日射病四种类型。

但以上各种类型很难严格区分，往往是两种或几种病情综合出现。以热衰竭、热痉挛多见，热射病较为少见但最为严重，单纯日射病极少。轻度中暑可以通过快速急救措施得到缓解。

1. 中暑的判断

（1）条件：具有高温环境中作业和生活接触史。

（2）症状：高热无汗、皮肤灼热潮红、烦躁不安、头晕头痛、恶心呕吐、面色苍白、皮肤湿冷，甚至昏迷抽搐等。

2. 中暑急救措施

（1）评估患者体征，及时解除过多的衣物装备。

（2）迅速将患者转移至阴凉通风处，如出现呼吸衰竭或心脏骤停时，立即给予心肺复苏和通气，以及时挽救生命。

（3）用冷湿布或帽子等不断擦拭身体颈部、前胸，以及大腿、小腿等处。

（4）在患者两侧腋下及腹股沟处放置冰袋或湿冷物并用扇子、电扇或空调等加速降温。

（5）大量补充水分，有条件时迅速建立静脉通路，补充0.1% ~ 1% 的盐水。

（6）拨打急救电话，准备组织转运。

（7）若患者发生抽搐惊厥，应立即注射异丙嗪等，并保持呼吸道通畅。

3. 中暑的预防

应尽量避免长时间在酷热及潮湿的环境下进行工作和运动。如确因工作需要或者军事训练等必须坚持的，需提前采取预防措施。在平时训练时可以适当增加抗暑训练，必要时应该选择较为宽松的浅色衣物，佩戴太阳帽做好防晒工作，并且要及时补充水分，尤其适当的补充盐分。

中暑急救歌

发现中暑切莫慌

迅速转运至阴凉

冷水擦拭早降温

大量补液防抽搐

治疗转运不慌忙

防暑降温重预防

五、食物中毒的急救

食物中毒又称食源性中毒,泛指所有因为进食了受污染食物而引起的疾病,感染物包括致病细菌、病毒、寄生虫、化学品或天然毒素等。

1. 食物中毒的分类

通常按病原学将食物中毒分为以下几种:

细菌性食物中毒、真菌性食物中毒、有毒动植物食物中毒、化学性食物中毒等。

2. 食物中毒的判断

据其发病特点:①发病是否呈暴发性;②是否有共同进餐史,短时间内多人具有相似的临床症状;③常见症状有恶心、剧烈呕吐、腹痛腹泻,严重者可出现昏迷失语、呼吸困难甚至短期内死亡。

3. 急救措施

(1)呼救与评估:如果发现食物中毒或者疑似食物中毒,应立即拨打电话请求急救医疗救援。病情严重,如出现呼吸困难、心脏骤停等症状时,应该立即采取通气技术及心肺复苏术。

（2）立即催吐：如果有毒食物进食时间在 2 ~ 6 小时内，立即催吐。取大量清水或淡盐水，必须为冷水，让患者喝下直到呕吐为止。此外还可以用手指筷子等压住舌根等措施刺激喉部催吐。

（3）有条件的情况下可以在初步排毒后，饮用牛奶或生鸡蛋清，起到保护胃黏膜、减少胃部刺激的作用，并阻止和减缓毒素吸收。牛奶和鸡蛋清还有中和毒素解毒功效。

4. 注意事项

（1）尽早转运：以上救治措施只是为治疗急性食物中毒争取时间，在紧急救治处理后应尽快转运到正规医院进一步治疗。

（2）就地收集和封存一切可疑中毒食物：剩余食物应该立刻收回或者深埋。中毒食物接触过的用具要使用碱水煮沸或用含氯石灰水彻底清洗消毒。将收集的食物样本、患者呕吐物样本一同携带到医院，以协助医生诊断和参考。

急救歌

食物中毒多暴发

腹痛腹泻吐哇哇

清水盐水来洗胃

蛋清牛奶中和它

尽早确认中毒源

呼救转运齐出发

六、淹溺的急救

淹溺又称溺水,经口鼻吸入大量水,或因冷水刺激引起喉部痉挛造成窒息或缺氧。若不进行及时救治,4~6分钟就会造成呼吸、心脏骤停而死亡。当你发现有人溺水时,应紧急施救。溺水者在冷水中淹没半小时内仍有完全恢复可能。

1. 第一目击者救援

(1)呼救:拨打急救电话或寻求周围群众支援。

(2)施救:尽可能脱去外衣裤,尤其要脱去鞋靴,然后迅速游到淹溺者附近,对筋疲力尽的淹溺者救护者可从头部接近,对神志清醒的淹溺者,急救员应从背后接近,用一只手从背后抱住淹溺者的头颈或腋下,使其头部露出水面。采用仰泳或侧泳的方法。

(3)提供竹竿或绳索木板等,抛给淹溺者抓住,从而将其拖上岸。

(4)救援时注意事项:①严禁不会游泳者下水施救;②防止被淹溺者紧密缠身而双双发生危险,若被抱住应放手自沉使其手松开再进行施救。

2. 溺水自救方法

(1)游泳时呛水必须保持镇静,努力控制咳嗽或改仰泳迅速游至岸边。

(2)水中手指抽筋解决方法:将手握拳用力张开迅速反复多次直到抽筋消除,并以两足划水游上岸。

（3）水中小腿或脚趾抽筋解决方法：先深吸一口气仰浮于水面上，右手握住抽筋肢体的脚趾并用力向身体方向拉，同时用同侧的手掌压在抽筋肢体的膝盖上，帮助抽筋腿伸直。

（4）不会游泳的人落水时切忌慌乱，努力蹬脚划水使头浮出水面呼吸。迅速抓住水中木板等漂浮物品，或抓住树木固定自己的身体，当稳定后寻机呼救并等待救援。

3. 岸上救援（ABCD）

（1）开放气道：一旦救上岸后，立即检查溺水者生命体征并开放气道。将淹溺者置于平卧位，如存在自主有效呼吸，应置于稳定的侧卧位（恢复体位），口部朝下，以免发生气道窒息。一定要保持淹溺者呼吸道通畅，迅速清理淹溺者口鼻的泥沙和水草，用常规仰头提颏手法开放气道并尽快进行人工呼吸和胸外按压。

（2）人工通气：用 5 ~ 10 秒观察胸腹部是否有呼吸起伏，如没有呼吸或仅有濒死呼吸应尽快给予 2 ~ 5 次人工通气，每次吹气 1 秒，确保能看到胸廓有效的起伏运动，有条件者可用复苏囊正压通气及给氧有利于循环恢复。在人工通气时，患者口鼻可涌出大量泡沫状物质，此时无须浪费时间去擦抹，应抓紧时间进行复苏。

（3）胸外按压：如果淹溺者对初次通气无反应，接下来应置其于硬平面上开始胸外按压，按压与通气比遵循 30:2。

（4）在 CPR 开始后尽快使用 AED：将患者胸壁擦干，连上

AED 电极片,打开 AED,按照 AED 提示进行电击。

（5）应立即采取相应保暖措施。

（6）迅速转运医院：即使患者心跳、呼吸已恢复,或者已经清醒,也应该送医院接受专业治疗,以便治疗相关吸入性肺炎和脑缺氧等。

（7）岸上救援注意事项：由于淹溺者的核心病理是缺氧,尽早开放气道和人工呼吸优于胸外按压。部分淹溺者在岸上开放气道,短暂通气后即可恢复呼吸心跳,岸上救援时心肺复苏顺序应该是:A-B-C-D,即开放气道、人工通气、胸外按压、早期除颤。目前不推荐为淹溺者进行任何控水措施。

淹溺急救歌

游泳溺水心莫慌

抽筋呛水常见着

全身放松浮水面

仰泳快游至岸边

保护呼吸清口鼻

保暖按压紧跟上

牢记救命生存链

后记

　　经过了一年多的筹备、写作和不停地修改,终于完成了此书的编撰,在此我向所有参与编写的同志们表示衷心的感谢!感谢大家在急救部繁忙的临床工作之余,不厌其烦地构思和修改,衷心感谢出版社老师的耐心指导,感谢患者鲜活的病例给我们提供了素材。2020 年初,我们还经历了新冠肺炎阻击战,我作为抗疫组长入驻三亚中心医院,救治 54 例新冠患者,其中 4 例危重症,17 例重症,重症患者全部治愈。向死而生,当一条条生命挽救回来,作为一名危重症的急救医生的自豪感油然而生。"对酒当歌,人生几何"!一晃,我已在急救部工作二十年了,我不知道急救部是不是全院离死亡最近的地方,但急救部绝对是全院见过最多不幸和死亡的地方。可以说,我们每天都在和死亡打交道,每天都在从死神的手里抢生命。有句话形容急诊科的工作再合适不过了:常常送走死亡,偶尔迎来重生,总是维持生命。

　　我们常说医生的职责是"治病救人",但在临床一线工作中发现,治病困难重重,救人更是举步维艰。患者来急诊看病,往往身体早已发出预警,但却一拖再拖,忍无可忍才来急诊;或者是患者在辗转了各种大小医院,救治无效才来急诊看病。这些因素使得疾病更加凶险,为我们的救治增加了难度,有时真的很遗憾,最后不得已告诉家属:对不起,我们尽力了,但实在没办法,你们送来的太晚了。我们希望大家平时就要多关注自己的身体,并多学习医学知识,关键时候能救人救己。紧急情况下,高质量的院前救治是挽救生命的第一关,有时候决定一个人一生的往往就是那发病后的黄金 4 分钟。因此,加强急救知识的普及、提高大众的急救水平,可谓刻不容缓。正所谓:人人学急救,急救为人人!

短短二十五章的写作并不能把所有和死亡最近的疾病及抢救方法都纳入本书,我们做的只是抛砖引玉。我们希望这些生死边缘的案例能够引起大家对急救的重视和了解,掌握最基本的自救互救技能,当意外来临时能够给自己及他人一次生还的机会。

未来很长,我们永远在为您护航的路上……

主编　朱海燕

2020 年 5 月 22 日

我的健康笔记

我的健康笔记

55检